岐轩脉法

张润杰　甄秀彦　朱雅卿　编著

U0336277

中国中医药出版社
·北京·

图书在版编目（CIP）数据

岐轩脉法/张润杰，甄秀彦，朱雅卿编著. —北京：中国中医药出版社，2008.5（2022.7重印）

ISBN 978－7－80231－423－8

Ⅰ.岐… Ⅱ.①张…②甄…③朱… Ⅲ.脉诊 Ⅳ.R241.2

中国版本图书馆 CIP 数据核字（2008）第 065664 号

中 国 中 医 药 出 版 社 出 版

北京经济技术开发区科创十三街 31 号院二区 8 号楼

邮政编码 100176

传真 010-64405721

廊坊市祥丰印刷有限公司印刷

各地新华书店经销

*

开本 850×1168 1/32 印张 5.875 字数 151 千字

2008 年 5 月第 1 版 2022 年 7 月第 9 次印刷

书号 ISBN 978－7－80231－423－8

*

定价 22.00 元

网址 www.cptcm.com

如有印装质量问题请与本社出版部调换（010-64405510）

版权专有 侵权必究

服务热线 010-64405510

购书热线 010-89535836

微商城网址 https://kdt.im/LIdUGr

前　言

　　正确诊断是中医临床重要的环节，四诊中脉诊又是非常重要的一环，《内经》中亦云"色脉者，上师所秘"！但是一直以来脉诊在临床诊断中的地位越来越被忽略，在张仲景时代就已经出现了脉诊被逐渐淡化的现象，仲景圣感叹曰："观今之医……省疾问病，务在口给……按寸不及尺，握手不及足，人迎趺阳，三部不参，动数发息，不满五十。"

　　后来在王叔和对24种脉象进行规范以后，脉诊的发展更是停滞不前，对脉象更是"心中易了，指下难明"，"意之所解，口莫能宣"，"非言可传，非图可状"，此后人们又把研究发展方向重点指向了"脉象"，名医柯琴曾云："自有《脉经》以来，诸家继起，各以脉名取胜，泛而不切，漫无指归。夫在诊法取其约，于脉名取其繁。"

　　为了正本清源，走出脉诊发展的瓶颈，我们开展了对《黄帝内经》中——远古脉法的研究，并结合诸大医家临床心得，予以完善，形成了简单、易学、易用、切合实际的脉诊方法——岐轩脉法。

　　在书中我们提出了脉诊学习之六大误区，并予以完善。首先根据《内经》法理对平人脉象进行阐释，平人脉象不再是一种"脉象"，而是脉象变化中的一种规律，就像价值规律是隐藏在价格波动的变化中一样，使得中医的脉诊有了一把"尺子"。

　　经络理论是中医的重要组成部分，我们把经络运动与人体气血"升降出入"的规律相结合并落实在脉诊中，通过脉诊可以很准确地把握患者的气血运动特征。这为我们临床用药组方、选穴补泻提供了可靠的依据。《内经》中云："升降出入无器不有，出入废则神机化灭，升降息则气立孤危。"《雷公药性赋》中云："升降浮沉之辨，豁然贯通，始可以为医而司人命也。"我们整理出的脉法将真正实现对上述问题的把握。

另外我们还对一部分大医家对脉象的认识加以辨析，因为"所言皆浮，而非一浮，所言皆滑，而非一滑"，如果不彻底搞清楚其真实所指将会影响我们对古人经验的继承。通过脉象的辨析我们就会明白脉象描述的主观性是难以让中医脉诊发展的重要原因。这样我们在学习古代医家的著作时也就不至于如堕云里雾里。

除此外我们还从临床角度阐释了脉诊方法的灵活运用，提供了丰富的案例，通过对案例的阅读可以了解我们在临床上是如何贯彻和落实中医阴阳之理的。最后还阐释了一些名医名家在脉诊上与我们的共识，如周学霆"缓"脉定平人，滑寿的诊脉六字诀，柯琴对《伤寒论》体用脉法的阐释，张锡纯对脉法的运用等。

总之对经典的继承是我们的起点，让中医发展是我们的目标，天下无疾是我们的理想。

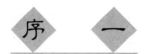

序　一

　　每每念及国粹中医之沦丧，无不欲怆然而涕下；每每闻及取缔中医之叫嚣，无不欲愤然而冲冠；每每睹及热爱中医者无力之挣扎，无不欲长叹而痛心；每每顾及中医之士迷惑而狂热，无不欲忧心如焚而蠢然欲动。

　　中医之困境实为中医之机遇，中医之发展不在于政策之倾斜，不在于政府资金之投入，而在于中医自身理法体系之完善，而在于中医之士克己之短，完善自我。

　　大道至深至难，中医至玄至奥；大道至简至易，中医却不能深入浅出。故闻及德国教授满晰博言及中医之发展，心中慨然而称是；每读《伤寒》仲景圣"驰竞浮华"之慨叹，无不痛心当今之世亦如此！

　　故发大誓愿，邀岐轩之士同聚一堂，共谋中医之大业，历数年之艰辛而斗志更坚。人常云：谋事在人，成事在天。中医之大业不成乃天之意，吾辈不谋则吾辈之罪过矣。精诚所至，金石为开，岐轩之士终得化开迷雾而悟岐轩奥旨为简易之一言，至此方信"假传万卷书，真传一句话"之说。

　　简易之法，人人可学，学即能用，用即显功。真是得一言者得万卷，失一言者失万卷，以此一言贯穿万卷，万卷亦皆珠玑。

　　岐轩之人虽得之而不敢私密之，私密之则身在其中，在其中则难识庐山真面目。广为传播，可获超然物外之胸怀，而能得识庐山真面目，此亦即教学相长之理也，也是中医发展之必须！

故为求中医之振兴，为救含灵之苦，为求岐轩之恩泽广沐众生，岐轩之人决意不谋私利，昭《内经》密旨于天下，彰岐轩之慈悲于众生！

炎黄医道天下雄，
医者佛心救含灵；
我辈匹夫拳拳意，
振兴国粹当其冲。

北京岐轩堂中医药技术研究院院长　张秀娟

序 二

中医学源远数千年，它的神奇与奥妙始终伴随着炎黄子孙的繁荣昌盛，占有着人类文明以来医学的重要组成部分。

从神农尝百草而诞生的《神农本草经》，到春秋战国时期医学专著《黄帝内经》；从有一千八百年历史的《伤寒杂病论》，到举世闻名的《本草纲目》，都是在古代朴素的唯物观和辩证法指导下孕育而生的。其形成和发展离不开医疗实践活动。

但随着西医学的传入，中医学渐渐出现从主导地位退出的迹象，其优势明显降低。笔者认为：问题的关键是中医学未能与现代科学发展相辉映。譬如天花的预防接种是最早的"治未病"的实践，到十六世纪才流传到欧亚，但谁又会想到这是中医学对人类的一大贡献。祖国医学只保留了"人痘接种法"，却没有进一步结合现代的科学技术去创新发展。

"鱼生火，肉生痰"之说在《内经》中也早有类似论述，但只是从肺、脾、肾三藏辨析其机理；"痰迷心窍"，"风痰上扰"若进一步用现代科学定点，定位，剖析到每一脏器，再结合中医的整体观和辨证思想肯定会更上一层楼。

四诊是中医辨证施治的重要基础，望、闻、问三诊及八纲辨证各医出入不大，但切脉却相差径庭，其原因是由于中医门派学说林立，行医者诊脉技巧等诸多因素的影响，加之脉象"意之所解，口莫能宣"、"心中易了，指下难明"的特征，所以在脉诊更需要有一个统一的尺度，中医学的尺度不仅要符合中国古代"气"、"阴阳五行"哲学方法的理念，还要能用现代科学的方法进行阐释证明。经典学说应该是随着时间的推移，靠后人不断的深入探索验证并加以发展和更新，而不能是固定在某一思维逻辑和认识的推理上，不能推陈出新，所以任何一门学问，它的生命力就在于能否随着社会的进步而不断创新，不断的取其精华，去其糟粕。也就是说必须要认识到绝对和相对的辩证关系。

　　所以本书作者凭借多年的经验和学习，对脉诊学进行了深入的研究，从一个全新的角度提出了不同的观点，脉诊不能再像过去一样直接从"脉象"入手，要在脉诊过程贯穿"气"、"阴阳五行"等中医基础理论，对脉象剖析融入现代科学对脉象要素的认识，这种脉诊方法简单、明了、易学、易用，对临床诊断的统一具有指导意义，对中医药事业的振兴将会有一定的推动作用。

　　　　　　　　　　　北京琉璃河医院　王洪权

目　录

脉　理　篇

脉 象 篇

应　用　篇

脉　理　篇

第一论　中医复兴　脉诊当先

脉诊是我国传统医学中最具特色的一项诊断方法，历史悠久，内容丰富，是中医"整体观念"、"辨证论治"基本精神的体现和应用，亦是中医理论体系不可缺少的重要组成部分。

全国著名老中医赵恩俭教授在《中医脉诊学》中曾经预言："今后脉诊，很可能是发展中医的一个突破口。因为脉法实际是中医学体系的一个侧面和缩影。"

诊断是治疗的前提，没有正确的诊断，就不会有正确的治疗。而诊断在中医则是望、闻、问、切四诊而已，通过四种手段搜集各种资料，综合分析得出辨证论治的结果，而这四种诊断方法中和患者零距离接触的那就是切诊。所以也可以这么说切诊是对疾病零距离的触摸，是把握疾病本质的捷径。

自古以来，所有卓有成绩的大医们大多都精通脉诊，在他们出色的临床中脉诊是起着一决成败的关键一环，《内经》中云：色脉者，上师所秘。也就是说那些上师层次的大医们对诊脉的方法从来都是当作法宝一样秘而不宣。在《内经》中对脉诊的论述不可谓不详尽，其中相当多的篇幅都涉及脉诊。

神医扁鹊见蔡桓公，识其病虽然用的是望诊，但在他的名著《难经》中也是有相当一部分内容（计22难之多）都是在论述脉诊，所以有寸口诊法完善于扁鹊之说。医圣张仲景对脉诊也是极其重视，在其著作序言中曾说："当今之人摸寸不及尺，握手不及足，相对斯须，便处汤药！"其名著《伤寒论》、《金匮要略》每章节都是按"病脉证治"的体例书写，没有脉这一项就不会有医圣《伤寒杂病论》的存在。

近代名医张锡纯对脉诊的精通也非寻常可比，在很多病人生死关头，他都要靠脉诊一锤定音，拟方下药。在他的医学名著《医学衷中参西录》中对脉诊的运用和重视体现可谓是淋漓尽致。在对大气下陷病的辨别中更是要靠脉诊一辨真伪，在临床中他认为石膏是治热病的金丹，但无论是哪种热病，其脉象必须是洪大才行。

徐春甫在《古天医通》中也说："脉为医之关键。"医生不识脉象就无以辨证，不辨证就无以论治，只有精通脉理方能成为良医，不辨证候则为庸医。

所以脉诊在学习中医过程中是至关重要的一环，可惜在中医教科书中脉诊内容只占了极少的篇幅。

我们通过读古人之书，的确发现学脉诊真的很难！一些大医也曾感慨"脉候幽微，苦其难别，意之所解，口莫能宣"，"持脉之道，非言可传，非图可状"，一些大医进一步感慨"医者意也"！一直以来人们都认为学习中医要有悟性和天赋，大文豪苏东坡也感慨说：学书纸费，学医人费！

我们不难看出，中医的脉诊其实已经成为阻碍中医普及和提高，阻碍着中医的进一步完善和发展的瓶颈。

其实中医的脉诊方法，古今有所不同。早期的诊脉之法其实并不很难掌握，沿用至今的、需要心领神会的脉诊技艺，乃是后世医家对"古脉法"不断加以改造的过程中逐步形成的，但却忽略了最重要的最简单的诊脉基础，使脉诊如空中楼阁。

岐轩脉法旨在完善脉诊理法，删繁就简，去伪存真，还原古脉法，并加以阐释，言古人之言而未尽之意。使脉诊真正成为一种人人可学，学即能会，会即能用，用即显功的临床辨证论治的指南针，杀手锏！自此再不是"心中易了，指下难明"了！

第二论　脉诊学习之六大误区

习学中医之诊脉，无不有"心中易了，指下难明"之感叹，甚或以为"非才高识妙"则难识其奥。有志之士穷多年心血仍无所获后则自惭才浅识陋，而退避三舍，不敢问津。这使得中医的神秘集中体现在这三个手指头上，随着脉诊的没落，中医也在逐渐没落而丧失着其特色！

真的是习学中医者见闻不够，悟性太低吗？我泱泱大国，难道真的只有传说中的几个"祖传中医"、民间"盲人名医"，才是真正的高悟性人才吗？绝对不是！

勤求己过是我们中国人的优良传统，当学而无绩，则责己之过，很少怀疑所学之非。其实学脉诊难有收获，关键在于古今传习之脉诊理法尚不完善，存在诸多误区。

误区一：对"平人脉象"论述过于侧重于脉象的变化。比如春弦夏洪秋毛冬石之说。使人误以为平人脉象是变动不居的，没有准确固定统一的标准。又如肺浮、心洪、肝弦、肾沉、脾缓之说使人误以寸口脏腑各部当见本部之脉。又如男女老少，高矮胖瘦，性情急缓，喜怒哀乐，脉亦各不相同，真是小小寸口变化万千，只能令人望洋兴叹。不明平人不病之脉，则更是难辨何为有病之脉。岐轩脉法认为平人之不病的共同特点是"阴平阳秘"，它就像价值隐藏在波动变化的价格之中的规律一样，隐藏在脉象的背后，需要用中医理论推理才能得出正确的结论。不可以为价格就是价值，现象虽然也能体现本质但不能代表本质。

误区二：古今论脉之书，多侧重于脉象而忽视诊法。诊法是诊脉的起点和过程，是根本；脉象是终点和结果，是枝叶。此即医圣仲景所言"驰竞浮华，不固根本者是也"。古代名医柯琴亦曾感叹而言：自有《脉经》以来，诸家继起，各以脉名取胜，泛而不切，漫无指归。夫在诊法取其约，于脉名取其繁。岐轩脉法全面论述脉理、推理方法及操作方法。脉象部分的阐释只是当作对古人经验的继承。对经验的继承没有脉理贯穿其中，就像一盘散沙。我们学习脉象，就像是选了一些典型例题，是脉诊实战前的演习。

误区三：追求从脉象断病症。常常听人赞誉某名医一按脉就知病人患有何病，羡慕之情，溢于言表。这其实给很多初学者一种误导，让人很容易追求从脉象断疾病，实际上诊脉之根本目的在于诊查病机（气机变化），是为辨证施治服务，而非为了诊出病人有何不适。病人之不适症状是病机的结果。同一病机可出现多种病症，而同一种病在不同阶段可以出现不同病机。这也是异病同治、同病异治的道理。

当然若能准确把握病机，结合病人年龄、职业、形态、气色，结合经验是完全有可能较准确地说出病人有何病症的，但绝不是简单的根据脉象。

误区四：中医的核心理论"阴阳"不能准确的贯穿诊脉全过程。只能是将"阴阳"与脉象简单的比附，如数为阳，迟为阴，滑为阳，涩为阴等。《内经》中云："察色按脉，先别阴阳。""阴阳"理论是诊脉全过程中诊脉手法、推理、分析的指导思想。而不是得出脉象后对脉象进行简单的阴阳分类。诊脉过程，失去了"阴阳"理论的指导，也就失去了岐轩脉法——古脉法的灵魂。只能是"只可意会不可言传"的感觉！学脉诊自然是"蜀道难，难于上青天"！

其实我们的中医更像是一种哲学，哲学必须与实践相结合才会有生命力，所以阴阳哲学必须与诊脉实践紧密结合，脉诊才会焕发它的活力，阴阳哲学才会变得实实在在。经过岐轩脉法实践证明二者是绝对可以完美地结合的。

误区五：中医理论的基石"气"不能在诊脉过程中当作诊察对象被把握。在《内经》中"气"字共有三千多处，可想而知不理解气，怎能读懂《内经》，怎能学会真正的中医脉法。"气"就像哲学中所言"物质"一样，是个极其抽象的概念。其实"气"一词包含了"物质"和"运动"的双重概念。李时珍在谈其诊脉的体会时曾说"非候五脏六腑之部位也，乃候五脏六腑之气也。"

气在人体的运动方式无非是"升降出入"。《内经》中云："出入废则神机化灭，升降息则气立孤危。"如此人体生命的奥妙尽皆概括于气、阴阳、升降出入之中。岐轩脉法巧妙地将气的运动、十二经脉与脉之阴阳结合，使脉法向前跨出一步更加切合临床。

误区六：古今医家对脉象之描述多是仁者见仁，智者见智，很难统一。所言皆浮，而非一浮；所言皆涩，而非一涩。若不明于是，必入泥沼，学成难矣。岐轩脉法以诊法为根本，脉象已经不是唯一，只是一种表达的途径，方便法门而已。而岐轩脉法用分解出的脉象各要素就足可以把脉搏描述得很清楚。比如我们大家写一篇描述同一事物之说明文，若以几何、物理之描述则当统一也，若以感受言之则不统一也。故描述脉象当有根本之依据以及统一之标准。又如山之高低不同，则其象各一，然皆可以海拔而统诸象。完善之诊脉理法当如是也。

经我们实践证明，脉诊在中医临床中的地位是无可取代的，而且习学一套完善的诊脉理法并不是"难于上青天"。

按：此文章曾贴于一些网站，激起了很多同道中人的共鸣，当然也有人认为是"一孔之见，安知汪洋"。其实不足为怪，让神秘不再神秘，让复杂不再复杂，肯定会有失落，我们的工作就是要让中医走出神秘，追求"大道至简至易"！

最值得一提的是有一位化名"石可丹"的中医老前辈跟帖说："此文很好，值得一读，临床体会，诊脉重在互比，一若不善比，则阴阳不分，辨证易惑"。此一句话正点中了岐轩脉法的一个重要诊脉原则。

第三论　脉诊可以速成

——脉诊学习及快速提高的窍门

经云：望而知之谓之神；闻而知之谓之圣；问而知之谓之工；切而知之谓之巧。何以诊脉居四诊之末，谓之巧？盖切脉乃学中医入门之捷径也，以此可准确、简单、直接地把握病机，可谓四两拨千斤也，故谓之"巧"。

虽说诊脉乃四诊之"末技"，但它却是决定习中医者能否登堂入室的关键之途。观当今之中医，了悟脉诊者少，相信脉诊者少，准确运用脉诊者更少！俗云学诊脉是"心中易了，指下难明。"更有甚者，学诊脉而不得其法后，则以为"诊脉不可凭，仅数数心率而已"！竟弃之而不顾，真真是习学中医者之悲哀！

学脉诊真是象"蜀道难，难于上青天"一样吗？答案是否定的。实践证明：只要有一定的中医基础，经过短短十几天的学习和临床实践，即可熟练学会诊脉，对病机作出准确判断，并制定有效的治疗方案。

古代名医柯琴曾云："自有《脉经》以来，诸家继起，各以脉名取胜，泛而不切，漫无指归。夫在诊法取其约，于脉名取其繁，此仲景所云：'驰竞浮华，不固根本'者是也。仲景立法，只在脉之体用上推求，不在脉之名目上分疏。"

"岐轩脉法"取法于《内经》，以诊法为枢要，直指其本；以脉名为纲目，而表里贯通，脉法秘要尽皆融于其中。一改医界"心中易了，指下难明"之困惑。且秘法之辨阴阳与治疗之调阴阳高度统一，故习学秘法后，临床水平的提高是一日千里，所以学习完善的诊法是学习脉诊的关键。

有了完善的理法就要进行实践了，可是在门诊通过开中药处方，来验证提高脉诊水平似乎仍然是个很漫长的过程，首先一部分患者拒绝吃草药；再有一小部分患者吃了效果不好改就诊他处；还有一小部分患者效果很好，痊愈后不复诊，也许很长时间后碰到会提一提，这样对他们的诊断信息不能得到及时反馈；只剩下一部分患者服药后有效，但病情未愈，又来复诊，你所得到的经验只有这些也许诊断不很准确用药不很到位的病案信息反馈。而且这部分患者就诊前后两次脉象的变化，由于时间至少隔开一天以上，前后对比似乎在细微之处很难把握。通过这样简单的经验的积累而没有正确的理法指导那就会得到一种很可怕的结果——似是而非。

《灵枢·终始第九》中说："所谓气至而有效者，泻则益虚，虚者脉大如其故而不坚也，坚如其故者适虽言快，病未去也。补则益实，实者脉大如其故而益坚也，夫如其故而不坚者，适虽言快，病未去也。故补则实，泻则虚，痛虽不随针减，病必衰去。"也就是说如果你做完针灸或推拿，患者脉象没有向阴平阳秘的方向发展，只能证明你得出的脉诊结果不准确或治疗方案有误。所以我们据此总结出了临床实践脉法的捷径，那就是通过针灸推拿来治疗疾病，这样就可以在治疗前后的极短时间内获得脉象变化信息，结合脉理分析，并随时纠正脉诊诊断思路，改变治疗方案以获取最佳治疗效果。这样我们只需要几天的学习实践就能基本掌握古脉法——岐轩脉法。

岐轩之术难行于世，病苦之众生难沐其恩泽，是谁之过也？莘莘学子此起彼伏，国家政策大力支持，振兴祖国医学，路在何方？易曰：乾行健，君子当自强不息！我辈为中医者，当效君子，承天道之昭昭，抛弃"保守、忌妒、狭隘"，要团结、奋斗、进取！振兴祖国医学必指日可待!

第四论　学习脉诊三部曲

一、中医基础理论深入学习

万丈高楼平地起,若没有中医基础理论作铺垫,即使是对各种脉诊书籍倒背如流,也将是心中易了,而指下难明。故中医基础理论是学习岐轩脉法不可缺少的前提,因为岐轩脉诊全过程就是对中医理论的灵活运用。只有基础理论扎实诊脉时才会游刃有余。故《内经》中云:察色按脉,先别阴阳。尤其是经络系统以及人体气血升降出入聚散运动的规律,更是不容忽视。李时珍亦云:诊脉非候五脏六腑之部位也,乃候五脏六腑之气也。故对中医基础理论——气一元论的把握与认识也至关重要。

二、化整为零学脉象

初持脉者,如果从脉象入手,将很难融会贯通。自《脉经》以至《濒湖脉学》各家对脉象的论述是仁者见仁,智者见智,多从不同的感觉来描述,论述庞杂。把一种脉象描述为无数感觉的复合体,其中不乏互相矛盾之处,学习起来必然是一头雾水。所以应该是把脉象化整为零,先从脉率、脉律、脉形体、脉幅、脉中之"气"、脉中之血、脉位七个方面对脉象进行全方位解剖,如诊得一脉,不言其象,而描述为脉率一呼一吸几至,脉体形态如何,举按有力无力等如此描述即可。因为任何一种脉象都是几种脉象要素综合而成,正是这几种简单要素以不同形式组合才出现了形形色色的各式脉象,不只是二十几种脉象,可以这么说是一人一象,甚至是一人多象,所以要学会化整为零,化繁为简,紧紧抓住脉象的要素不放。

然后可以对每种要素,用中医阴阳理论进行剖析,这时即可做到以不变应万变，而不是仅仅靠感觉和灵感去撞大运。

三、结合中医基础理论整合

当已能够准确抓住脉搏特征，能进行准确描述，也就是你已能写出关于脉的合格的说明文，当听完你的描述，让任何一个人去摸脉都会同意你的结果，这一点非常重要，因为脉象是一种客观存在的状态而不是主观臆想的，不能因摸脉人不同而不同。然后我们就要结合阴阳五行理论、气机的升降出入规律、脏腑经络生理合而论之，此时脉象已在胸中，此不求而得也。

刚开始时，我们可对现有的二十八种脉象剖析整合，把它当作例题去认真学习，更重要的是要用中医基础理论对各脉象的意义进行合理阐释。这样脉象就剩下了阴阳二字，就像武侠著作中所说，最后高手心中无招，诊脉者最后也是心中无脉，有的只是患者的气（血）之体用而已。

第五论　脉诊的分类与统一

自古有三部九候诊法，此遍诊也；有三部诊法，仲景圣用之也；有独取寸口法，扁鹊昌之也，法虽异而理却一也。

《易》曰：一阴一阳之谓道。盖阴阳者，天地之道也，万物之纲纪，变化之父母，生杀之本始，神明之府也。故《内经》中云："善诊者，察色按脉，先别阴阳。"又曰："微妙在脉不可不察。察之有纪，从阴阳始，始之有经，从五行生，生之有度，四时为宜。补泻勿失，与天地如一，得一之情，以知死生，是故声合五音，色合五行，脉合阴阳。"

故知其要者，一言而终，一言者，阴阳也。

是故任何一种诊法均不外乎阴阳之道、天人相应之理、人脉相应之说。

按：很多人对从小小寸口摸出全身气机的变化感到不可思议，除了《内经》的解释，我们可以换一个思路，那就是现在流行的全息学说。比如耳全息诊疗、手全息诊疗、足全息诊疗、眼全息诊疗等，我们在此基础上提出脉全息诊疗。但在诸多全息诊疗中多是静态全息，惟有脉全息是动态全息与静态全息的高度统一，这是其他全息诊疗所无法比拟的。以下是我们据以上论述给出的脉诊静态全息图。

附：岐轩脉诊寸口诊法静态全息图。

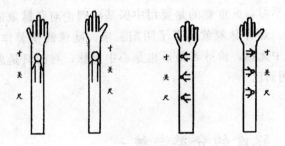

（脉诊静态全息图）

脉诊启心诀

一呼一吸四五至，

阴阳消长四时分；

上下左右浮中沉，

来去至止细推寻；

脉中自有天地大，

全由心上起经纶。

无论是遍诊法，还是三部诊法或是人迎寸口诊法，诊脉的理法都离不开阴阳，选取脉诊部位的不同只不过是对不同范畴的阴阳统一体的选择的不同，故"阴阳者数之可十，推之可百，数之可千，推之可万，万之大不可胜数，然其要一也。"

岐轩脉法并不是我们的独创，而是对远古脉法——阴阳互比脉法的挖掘整理、完善和发展。而现今所流行的脉理，虽涉及阴阳而实离阴阳远矣，离古脉法——阴阳互比脉法远矣。远古脉法是将阴阳思维贯穿到整个诊脉过程当中，其次才能有结论——脉象。故诊法是根本，脉象是枝叶。斯脉法之全貌也。古代名医柯琴亦曾云："自有《脉经》以来，诸家继起，各以脉名取胜，泛而不切，漫无指归。夫在诊法取其约，于脉名取其繁，此仲景所云，驰竞浮华，不固根本者是也。仲景立法，只在脉之体用上推求，不在脉之名目上分疏。"即是此义。

第六论 《内经》脉法要诀一
——辨阴阳第一

经云：微妙在脉，不可不察，察之有纪，从阴阳始，又云：善诊者，察色按脉，先别阴阳。何以古圣诊脉先别阴阳？盖阴阳者，天地之道，万物之纲纪，变化之父母，生杀之本始，神明之府也，天地万物无不由之，故诊脉治病必法于阴阳。

是以圣人持诊之道，必先后阴阳而持之。切阴不得阳，诊消亡，得阳不得阴，守学不湛。知左不知右，知右不知左，知上不知下，知浮不知沉，七诊不具，治必不久矣。

老子云：知其雄，守其雌，为天下溪。为天下溪，常德不离，复归于婴儿。知其白，守其黑，为天下式。为天下式，常德不忒，复归于无极。知其荣，守其辱，为天下谷。为天下谷，常德乃足，复归于朴。

故知丑知善，知病知不病，知高知下，知坐知起，知行知止，用之有纪，诊道乃具，万事不殆。

黄帝云：天地之间，六合之内，其气九州，九窍、五脏、十二节皆通乎天气。故善为脉者，必谨察天地阴阳，脏腑逆从。阴阳表里雌雄之纪，藏之心意，合心于精，非其人勿教，非其真勿授，是谓得道。

《内经》相关脉语集萃

阴阳应象大论篇第五

黄帝曰：阴阳者，天地之道也，万物之纲纪，变化之父母，生杀之本始，神明之府也。

按：在古人眼里，阴阳就是天地万物的规律，是道，是纲纪，是产生神明变化的法则，所以我们必须深入的学习"阴阳"，诊病治病也必须以"阴阳"为指导。

生气通天论篇第三

黄帝曰：夫自古通天者，生之本，本于阴阳。天地之间，六合之内，其气九州，九窍、五脏、十二节皆通乎天气。

按：生命的根本法则就是"阴阳"，所以说"生之本，本于阴阳"，而天地万物相互联系沟通、统一的中介物质就是"气"。阴阳相感更离不开"气"。

阴阳应象大论篇第五

故曰：天地者，万物之上下也；阴阳者，血气之男女也；左右者，阴阳之道路也；水火者，阴阳之征兆也；阴阳者，万物之能始也。故曰：阴在内，阳之守也，阳在外，阴之使也。

按：阴阳是相互关联事物的属性，绝对不可理解为一种具体的东西，两者是高度统一，这段话其实就是运用阴阳理论对现实中一些现象加以分析，并指出"阴在内，阳之守也，阳在外，阴之使也"。明确了阴阳之间的关系。

脉要精微论篇第十七

微妙在脉，不可不察，察之有纪从阴阳始……是故声合五音，色合五行，脉合阴阳。

按：诊断的要妙在于脉诊，脉中蕴藏着丰富的生命信息，要想从中分析出来就离不开阴阳理论，故而辨阴阳第一。

方盛衰论篇第八十

是以圣人持诊之道，先后阴阳而持之，奇恒之势，乃六十首，诊合微之事，追阴阳之变，章五中之情，其中之论，圣虚实之要，定五度之事，知此乃足以诊。

是以切阴不得阳，诊消亡；得阳不得阴，守学不湛。知左不知右，知右不知左，知上不知下，知先不知后，故治不久。知丑知善，知病知不病，知高知下，知坐知起，知行知止，用之有纪，诊道乃具，万世不殆。

按：此段经文强调了诊脉要"先后阴阳而持之"，也就是说分析事物必须要从阴阳两个方面去分析和观察，这样才会全面没有偏差。

金匮真言论篇第四

故曰：阴中有阴，阳中有阳。平旦至日中，天之阳，阳中之阳也；日中至黄昏，天之阳，阳中之阴也；合夜至鸡鸣，天之阴，阴中之阴也；鸡鸣至平旦，天之阴，阴中之阳也。

故人亦应之，夫言人之阴阳，则外为阳，内为阴。言人身之阴阳，则背为阳，腹为阴。言人身之脏腑中阴阳，则脏者为阴，腑者为阳。肝心脾肺肾五脏皆为阴，胆胃大肠小肠膀胱三焦六腑皆为阳。

所以欲知阴中之阴，阳中之阳者，何也？为冬病在阴，夏病在阳，春病在阴，秋病在阳，皆视其所在，为施针石也。

故背为阳，阳中之阳心也；背为阳，阳中之阴肺也；腹为阴，阴中之阴肾也；阴中之阳肝也；腹为阴，阴中之至阴脾也。

此皆阴阳表里，内外雌雄，相输应也。故以应天之阴阳也。

故善为脉者，谨察五脏六腑，一逆一从，阴阳表里雌雄之纪，藏之心意，合心于精，非其人勿教，非其真勿授，是谓得道。

按：诊脉必须以辨阴阳为基础，以天地自然和人身体为例，进行了辨阴阳的示范。也是对脉之阴阳体用的阐释，即"阴阳表里，内外雌雄之相输应"的关系。

阴阳别论篇第七

脉有阴阳，知阳者知阴，知阴者知阳。

所谓阴者，真脏也。见则为败，败必死也。所谓阳者，胃脘之阳也。别于阳者，知病处也，别于阴者，知生死之期。

别于阳者，知病忌时，别于阴者，知死生之期。谨熟阴阳，无与众谋。

所谓阴阳者，去者为阴，至者为阳，静者为阴，动者为阳，迟者为阴，数者为阳。

按：强调辨阴阳的重要性，以及在脉诊上分辨脏腑阴阳的意义，并举例说明如何辨阴阳，即"所谓阴阳者，去者为阴，至者为阳，静者为阴，动者为阳，迟者为阴，数者为阳"。

阴阳应象大论篇第五

善诊者，察色按脉，先别阴阳。

按：明确提出了真正的会诊脉的人，必须是先辨阴阳。辨阴阳是前提，如果第一步就错，就会步步错。

脉要精微论篇第十七

夫脉者血之府也。长则气治，短则气病，数则烦心，大则病进。上盛则气急、下盛则气胀、代则气衰、细则气少、涩则心痛。

粗大者，阴不足阳有余，为热中也。来疾去徐，上实下虚，为厥巅疾。来徐去疾，上虚下实，为恶风也。故中恶风者，阳气受也。

按：此段阐释辨阴阳之用，另外从此段的论述还可以看出辨脉之阴阳还要从动态和静态两个方面去考虑。也就是"器"和"气"的关系。

九针十二原第一

岐伯答曰：脉急者，尺之皮肤亦急；脉缓者，尺之肤亦缓；脉小者，尺之皮肤亦减而少气；脉大者，尺之皮肤亦贲而起；脉滑者，尺之皮肤亦滑；脉涩者，尺之皮肤亦涩。

按：《内经》中的辨阴阳还包括脉和尺肤，也就是说脉的波动和其周围的软组织是分不开的。这使我们脉诊观察的角度更加全面。

终始第九

持其脉口人迎，以知阴阳有余不足，平与不平，天道毕矣。

按：诊脉所选择的下手点，必须能反映阴阳的两个方面，并且所反映的阴阳必须是同一体内阴阳双方。

禁服第四十八

黄帝曰：寸口主中，人迎主外，两者相应，俱往俱来，若引绳大小齐等。春夏人迎微大，秋冬寸口微大，如是者，名曰平人。

按：只有正确辨阴阳，我们通过阴阳互比才能够分析出是否阴阳平衡，是否是平人脉象。

第七论　《内经》脉法要诀二
——阴阳互比

老子云：天下皆知美之为美，斯恶已；皆知善之为善，斯不善已。故有无相生，难易相成，长短相形，高下相倾，音声相和，前后相随。故阴阳双方皆以另一方为存在条件。

是故脉之虚实盛衰，大小长短，滑涩迟数皆是阴阳双方互参互比而得，犹如权衡之法，一若不善比，则轻重不分，盛衰难定，虚实易混，脉象难明。

故阴阳互比之法乃岐轩脉法之重要灵魂，它贯穿于《内经》各类诊脉方法之中，人迎寸口诊法即是互比之典型代表，当然寸口诊法、三部九候诊法也充分体现了这一脉诊思维方法。

在辨阴阳基础上进行阴阳互比，比而难分则如清浊未分天地未判之混沌也，太极也；比而分之则两仪也，再比而分之则四象也，五行也；再比而分之则八卦也，万物也。故曰：无极生太极，太极生两仪，两仪生四象，四象生八卦，八卦定吉凶，吉凶成大业。

又尝闻矮人脉短，高人脉长之语，实矮人亦有脉长之病，高人亦有脉短之疾。故此二人脉之长短非二人互比而得，乃各自阴阳二脉互比而得。

经云：阴阳者，数之可十，推之可百，数之可千，推之可万，然其要一也。故阴阳互比之法亦不可乱点鸳鸯，胡乱比之，其要亦一也。

《内经》相关脉语集萃

脉要精微论篇第十七

黄帝问曰：诊法何如？岐伯对曰：诊法常以平旦，阴气未动，阳气未散，饮食未进，经脉未盛，络脉调匀，气血未乱，故乃可诊有过之脉。

切脉动静而视精明，察五色，观五脏有余不足，六腑强弱，形之盛衰，以此参伍，决死生之分。

夫脉者血之府也。长则气治，短则气病，数则烦心，大则病进。

上盛则气急、下盛则气胀、代则气衰、细则气少、涩则心痛。

按：此段论述了在诊脉前要尽量减少各种影响因素。并且提出了在辨阴阳的基础上进行阴阳互比的方法。

脉要精微论篇第十七

是故声合五音，色合五行，脉合阴阳。

是故持脉有道，虚静为保。春日浮，如鱼之游在波；夏日在肤，泛泛乎万物有余；秋日下肤，蛰虫将去；冬日在骨，蛰虫周密，君子居室。故曰：知内者按而纪之，知外者终而始之，此六者持脉之大法。

粗大者，阴不足阳有余，为热中也。来疾去徐，上实下虚，为厥巅疾。来徐去疾，上虚下实，为恶风也。故中恶风者，阳气受也。

按：脉象的波动符合四时阴阳的消长变化，我们把这种变化联系起来就会发现这是一个动态的太极，并进一步示例了阴阳互比的具体运用。

三部九候论篇第二十

三部九候皆相失者死。上下左右之脉相应如参春者病甚,上下左右相失不可数者死。中部之候虽独调,与众脏相失者死。中部之候相减者死,目内陷者死。

帝曰:何以知病之所在?岐伯曰:察九候独小者病,独大者病,独疾者病,独迟者病,独热者病,独寒者病,独陷下者病。

按:诊脉察独是一个很重要的方法,"独"处藏奸,而察独就离不开"阴阳互比"之法,故"三部九候皆相失者死。上下左右之脉相应如参春者病甚,上下左右相失不可数者死。中部之候虽独调,与众脏相失者死"。

终始第九

持其脉口人迎,以知阴阳有余不足,平与不平,天道毕矣。所谓平人者不病,不病者,脉口人迎应四时也,上下相应而俱往来也,六经之脉不结动也,本末之寒温之相守司也。形肉血气必相称也,是谓平人。少气者,脉口人迎俱少,而不称尺寸也。如是者,则阴阳俱不足,补阳则阴竭,泻阴则阳脱。如是者,可将以甘药,不可饮以至剂,如此者弗灸。不已者因而泻之,则五脏气坏矣。

人迎一盛,病在足少阳,一盛而躁,病在手少阳。人迎二盛,病在足太阳,二盛而躁,病在手太阳,人迎三盛,病在足阳明,三盛而躁,病在手阳明。人迎四盛,且大且数,名曰溢阳,溢阳为外格。

脉口一盛,病在足厥阴;厥阴一盛而躁,在手心主。脉口二盛,病在足少阴;二盛而躁,在手少阴。脉口三盛,病在足太阴;三盛而躁,在手太阴。脉口四盛,且大且数者,名曰溢阴。溢阴为内关,内关不通,死不治。人迎与太阴脉口俱盛四倍以上,名曰关格。关格者,与之短期。

人迎一盛,泻足少阳而补足厥阴,二泻一补,日一取之,必切而验之，疏取之，上气和乃止。人迎二盛，泻足太阳补足少阴，二泻一补，二日一取之，必切而验之，疏取之，上气和乃止。人迎三盛，泻足阳明而补足太阴，二泻一补，日二取之，必切而验之，疏取之，上气和乃止。

脉口一盛，泻足厥阴而补足少阳，二补一泻，日一取之，必切而验之，疏而取，上气和乃止。脉口二盛，泻足少阴而补足太阳，二补一泻，二日一取之，必切而验之，疏取之，上气和乃止。脉口三盛，泻足太阴而补足阳明，二补一泻，日二取之，必切而验之，疏而取之，上气和乃止。所以日二取之者，太、阳主胃，大富于谷气，故可日二取之也。

人迎与脉口俱盛三倍以上，命日阴阳俱溢，如是者不开，则血脉闭塞，气无所行，流淫于中，五脏内伤。如此者，因而灸之，则变易而为他病矣。

按：通篇都在演示"阴阳互比"之法，如何通过阴阳互比发现问题，如何判断疾病的性质。

经脉第十

肺手太阴之脉……是动则病肺胀满……为此诸病，盛则泻之，虚则补之，热则疾之，寒则留之，陷下则灸之，不盛不虚，以经取之。盛者，寸口大三倍于人迎，虚者，则寸口反小于人迎也。

大肠手阳明之脉……是动则病齿痛，颈肿……为此诸病，盛则泻之，虚则补之，热则疾之，寒则留之，陷下则灸之，不盛不虚，以经取之。盛者，人迎大三倍于寸口；虚者，人迎反小于寸口也。

胃足阳明之脉……是动则病洒洒振寒，善呻，数欠，颜黑……为此诸病，盛则泻之，虚则补之，热则疾之，寒则留之，陷下则灸之，不盛不虚，以经取之。盛者，人迎大三倍于寸口，虚者，人迎反小于寸口也。

脾足太阴之脉……是动则病舌本强，食则呕……为此诸病，盛则泻之，虚则补之，热则疾之，寒则留之，陷下则灸之，不盛不虚，以经取之。盛者，寸口大三倍于人迎，虚者，寸口反小于人迎。

心手少阴之脉……是动则病嗌干，心痛……为此诸病，盛则泻之，虚则补之，热则疾之，寒则留之，陷下则灸之，不盛不虚，以经取之。盛者，寸口大再倍于人迎，虚者，寸口反小于人迎也。

小肠手太阳之脉……是动则病嗌痛，颔肿……为此诸病，盛则泻之，虚则补之，热则疾之，寒则留之，陷下则灸之，不盛不虚，以经取之。盛者，人迎大再倍于寸口，虚者，人迎反小于寸口也。

膀胱足太阳之脉……是动则病冲头痛，目似脱……为此诸病，盛则泻之，虚则补之，热则疾之，寒则留之，陷下则灸之，不盛不虚，以经取之。盛者，人迎大再倍于寸口，虚者，人迎反小于寸口也。

肾足少阴之脉……是动则病饥不欲食……为此诸病，盛则泻之，虚则补之，热则疾之，寒则留之，陷下则灸之，不盛不虚，以经取之。灸则强食生肉，缓带披发，大杖重履而步。盛者，寸口大再倍于人迎，虚者，寸口反小于人迎也。

心主手厥阴心包络之脉……是动则病手心热……为此诸病，盛则泻之，虚则补之，热则疾之，寒则留之，陷下则灸之，不盛不虚，以经取之。盛者，寸口大一倍于人迎，虚者，寸口反小于人迎也。

三焦手少阳之脉……是动则病耳聋浑浑焞焞……为此诸病，盛则泻之，虚则补之，热则疾之，寒则留之，陷下则灸之，不盛不虚，以经取之。盛者，人迎大一倍于寸口，虚者，人迎反小于寸口也。

胆足少阳之脉……是动则病口苦，善太息，心胁痛，不能转侧，甚则面微有尘，体无膏泽，足外反热，是为阳厥。是主骨所生病者……为此诸病，盛则泻之，虚则补之，热则疾之，寒则留之，陷下则灸之，不盛不虚，以经取之。盛者，人迎大一倍于寸口，虚者，人迎反小于寸口也。

肝足厥阴之脉……是动则病腰痛不可以俛仰，丈夫（癀）疝，妇人少腹肿，甚则嗌干，面尘，脱色。是主肝所生病者……为此诸病，盛则泻之，虚则补之，热则疾之，寒则留之，陷下则灸之，不盛不虚，以经取之。盛者，寸口大一倍于人迎，虚者，寸口反小于人迎也。

按：又对阴阳互比脉法结合十二经脉进行阐释。

禁服第四十八

黄帝曰：寸口主中，人迎主外，两者相应，俱往俱来，若引绳大小齐等。春夏人迎微大，秋冬寸口微大，如是者，名曰平人。

人迎大一倍于寸口，病在足少阳，一倍而躁，在手少阳。人迎二倍，病在足太阳，二倍而躁，病在手太阳。人迎三倍，病在足阳明，三倍而躁，病在手阳明……人迎四倍者，且大且数，名曰溢阳，溢阳为外格，死不治。必审按其本末，察其寒热，以验其脏腑之病。

寸口大于人迎一倍，病在足厥阴，一倍而躁，在手心主。寸口二倍，病在足少阴，二倍而躁，病在手少阴。寸口三倍，病在足太阴，三倍而躁，在手太阴……寸口四倍者，名曰内关，内关者，且大且数，死不治。必审察其本末之寒温，以验其脏腑之病。

按：此篇又进一步运用阴阳互比之法判定何为平人脉象，以及疾病的性质。

五色第四十九

黄帝曰：外内皆在焉。切其脉口，滑小紧以沉者，病益甚，在中；人迎气大紧以浮者，其病益甚，在外。其脉口浮滑者，病日进；人迎沉而滑者，病日损。其脉口滑以沉者，病日进，在内；其人迎脉滑盛以浮者，其病日进，在外。脉之浮沉及人迎与寸口气小大等者，病难已；病之在藏，沉而大者，易已，小为逆；病在府，浮而大者，其病易已。人迎盛坚者，伤于寒，气口盛坚者，伤于食。

按：此段同样在讲述阴阳互比之法，运用阴阳互比之法判定疾病的进退。

从以上诸篇文章我们可以感受到古人诊脉的思想离不开阴阳互比的方法，所以我们认为阴阳互比之法是远古脉法的思想精髓。

第八论 《内经》脉法要诀三
——升降出入在脉中

脉之阴阳,易言之而难用之者,不知其要也。人之为器,升降出入也。升降者,阴阳也,出入者,阴阳也,无不出入,无不升降。故《素问·六微旨大论》曰:"出入废则气立孤危,升降息则神机化灭。""器者,生化之宇也。"

人之生,气化不绝也,气化者,升降出入也。脉亦应之也。寸口之脉,分寸关尺,人之皆知。然以阴阳分之,寸与尺为阳为阴也,左与右为阳为阴也,浮与沉为阳为阴也。

为明是理,今分而论之。

1. 寸尺分阴阳,以象人之上下也。在人上为阳,下为阴,以寸尺主之,脉之由尺入寸者,犹人之元气由下而上也。以天地论之为"地气上为云"。脉之由寸入尺,犹如人之气由上而下也,阳入阴中也。以天地气化言之为"天气下为雨。"此为阴升阳降天地之交也,以此可知之人之阴阳升降、相交之机也。(又地气上,天气下,此天地交泰之意也)

2. 浮沉分阴阳。气聚则为物,散则为气。人亦气之所化也,故其气必聚,脉应之而沉而去,此应阴也,应地之静;天人合一,人亦应天之动也,故气欲散,脉应之而浮而来。以上两条可以察气之升降出入也。

3. 左右分阴阳。天地者,万物之上下,水火者,阴阳之征兆,左右者,阴阳之道路也。万物负阴而抱阳,亦人南面而立也。左阳之升,右阴之入,故曰:左右者,阴阳之道路也。故左以诊阳,右以诊阴。

经曰：四时阴阳者，生命之本也。人与天地相参，脉之当何如而可知也。

脉之阴阳亦即人之阴阳。人之阴阳亦即天地之阴阳也。《内经》曰："故清阳为天，浊阴为地，地气上为云，天气下为雨；雨出地气，云出天气。故清阳出上窍，浊阴出下窍；清阳发腠理，浊阴走五脏。清阳实四肢，浊阴归六腑。"

天地人之气化已明，寸口脉理亦通，分部亦可推而知之，心、肺在人之上为阳，故寸口主之，心为阳在左，肺为阴在右，肝脾位人之中，应天地气交之中，故居关中，左为阳为肝，右为阴为脾，肾在下居于尺部，左肾右命门。五脏六腑相表里，同在一处，而又当以部位参之，可以万全也。

第九论 《内经》脉法要诀四
——四时王脉人应天

夫四时阴阳者，万物之根本也。所以圣人春夏养阳，秋冬养阴，以从其根；故与万物沉浮于生长之门，逆其根则伐其本，坏其真矣。故阴阳四时者，万物之终始也；生死之本也；逆之则灾害生，从之则苛疾不起，是谓得道。道者圣人行之，愚者佩之。从阴阳则生，逆之则死；从之则治，逆之则乱。

彼春之暖，为夏之暑，彼秋之忿，为冬之怒，四变之动，脉与之上下，是故阴阳有时，与脉为期。

春三月，此为发陈，东方木也，在人应肝，天地俱生，万物以荣，此万物之所以始生也，故其脉来软弱，清虚而滑，端直以长，如鱼游在波故曰弦。

夏三月，此为蕃秀，南方火也，在人应心，此时天地气交，万物华实，此万物之所以盛长也，故其脉来盛去衰，泛泛乎万物有余，故曰钩。

秋三月，此谓容平，西方金也，在人应肺，此时天气以急，地气以明，此万物之所以收成也，故其脉来清虚而浮来急去散，如蛰虫之将去，故曰浮。

冬三月，此为闭藏，北方水也，在人应肾，此时水冰地坼，此万物之所以含藏也，故其脉来沉以搏，如君子居室，蛰虫周密，故曰营。

是故脉从四时，谓之可治，脉逆四时为不可治，必合人形色脉法四时五行而治，则可知死生成败也。

《内经》相关脉语集萃

生气通天论篇第三

黄帝曰：夫自古通天者，生之本，本于阴阳。天地之间，六合之内，其气九州，九窍、五脏、十二节，皆通乎天气。

按：由此段论述我们可以知道天人相应是由于"九窍、五脏、十二节，皆通乎天气"，所以天地四时的变化会对脉象产生重大影响。

四气调神大论篇第二

春三月，此为发陈。天地俱生，万物以荣，夜卧早起，广步于庭，披发缓形，以使志生，生而勿杀，予而勿夺，赏而勿罚，此春气之应，养生之道也；逆之则伤肝，夏为实寒变，奉长者少。

夏三月，此为蕃秀。天地气交，万物华实，夜卧早起，无厌于日，使志勿怒，使华英成秀，使气得泄，若所爱在外，此夏气之应，养长之道也；逆之则伤心，秋为痎疟，奉收者少，冬至重病。

秋三月，此谓容平，天气以急，地气以明，早卧早起，与鸡俱兴，使志安宁，以缓秋刑，收敛神气，使秋气平，无外其志，使肺气清，此秋气之应，养收之道也；逆之则伤肺，冬为飧泄，奉藏者少。

冬三月，此为闭藏。水冰地坼，勿扰乎阳，早卧晚起，必待日光，使志若伏若匿，若有私意，若已有得，去寒就温，无泄皮肤，使气极夺。此冬气之应，养藏之道也；逆之则伤肾，春为痿厥，奉生者少。

……

唯圣人从之，故身无奇病，万物不失，生气不竭。

逆春气则少阳不生，肝气内变。

逆夏气则太阳不长，心气内洞。

逆秋气则太阴不收，肺气焦满。

逆冬气则少阴不藏，肾气独沉。

夫四时阴阳者，万物之根本也。所以圣人春夏养阳，秋冬养阴，以从其根；故与万物沉浮于生长之门，逆其根则伐其本，坏其真矣。故阴阳四时者，万物之终始也；生死之本也；逆之则灾害生，从之则苛疾不起，是谓得道。道者圣人行之，愚者佩之。从阴阳则生，逆之则死；从之则治，逆之则乱。反顺为逆，是谓内格。

按：天地是一个大太极，人身是一个小太极，两者相应，和谐同步，不可相违，两者都在阴阳消长过程中达到自身的阴阳平衡，实现自身的阴阳交媾而生生不息。

玉机真藏论篇第十九

黄帝问曰：春脉如弦，何如而弦？

岐伯对曰：春脉者，肝也，东方木也，万物之所以始生也，故其气来软弱，轻虚而滑，端直以长，故曰弦，反此者病。

帝曰：善。夏脉如钩，何如而钩？岐伯曰：夏脉者心也，南方火也，万物之所以盛长也，故其气来盛去衰，故曰钩，反此者病。

帝曰：善。秋脉如浮，何如而浮？岐伯曰：秋脉者，肺也，西方金也，万物之所以收成也。故其气来轻虚以浮，来急去散，故曰浮，反此者病。

帝曰：善。冬脉如营，何如而营？岐伯曰：冬脉者，肾也。北方水也，万物之所以含藏也。故其气来沉以搏，故曰营，反此者病。

帝曰：四时之序，逆从之变异也，然脾脉独何主。岐伯曰：脾脉者土也，孤脏，以灌四傍者也。

帝曰：然而脾善恶可得见之乎？岐伯曰：善者不可得见，恶者可见。帝曰：恶者何如可见？岐伯曰：其来如水之流者，此谓太过，病在外。如鸟之喙者，此谓不及，病在中。帝曰：夫子言脾为孤脏，中央以灌四傍，其太过与不及，其病皆何如？岐伯曰：太过则令人四支不举，其不及则令人九窍不通，名曰重强。

脉从四时，谓之可治……脉逆四时，为不可治，必察四难，而明告之。

所谓逆四时者，春得肺脉，夏得肾脉，秋得心脉，冬得脾脉；其至皆悬绝沉涩者，命曰逆四时。

未有脏形，于春夏而脉沉涩，秋冬而脉浮大，名曰逆四时也。

按：此段《内经》原文主要是从四时阴阳五行的角度论述脉象的变化，对此理解要结合气一元论，以及气的运动变化去认识。

藏气法时论篇第二十二

黄帝问曰：合人形以法四时五行而治，何如而从，何如而逆？得失之意，愿闻其事。

岐伯对曰：五行者，金木水火土也。更贵更贱，以知死生，以决成败，而定五脏之气，间甚之时，死生之期也。

帝曰：愿卒闻之。岐伯曰：肝主春，足厥阴少阳主治。其日甲乙。肝苦急，急食甘以缓之。

心主夏，手少阴太阳主治。其日丙丁。心苦缓，急食酸以收之。

脾主长夏，足太阴阳明主治。其日戊己。脾苦湿，急食苦以燥之。

肺主秋，手太阴阳明主治。其日庚辛。肺苦气上逆，急食苦以泄之。

肾主冬，足少阴太阳主治。其日壬癸。肾苦燥，急食辛以润之，开腠理，致津液通气也。

病在肝，愈于夏，夏不愈，甚于秋，秋不死，持于冬，起于春。禁当风。

肝病者，愈在丙丁，丙丁不愈，加于庚辛，庚辛不死，持于壬癸，起于甲乙。

肝病者，平旦慧，下晡甚，夜半静。

肝欲散，急食辛以散之，用辛补之，酸泻之。

病在心，愈在长夏，长夏不愈，甚于冬，冬不死，持于春，起于夏。禁温食热衣。

心病者，愈在戊己，戊己不愈，加于壬癸，壬癸不死，持于甲乙，起于丙丁。

心病者，日中慧，夜半甚，平旦静。

心欲软，急食咸以软之；用咸补之，甘泻之。

病在脾，愈在秋，秋不愈；甚于春，春不死，持于夏，起于长夏。禁温食饱食，湿地濡衣。

脾病者愈在庚辛，庚辛不愈，加于甲乙，甲乙不死，持于丙丁，起于戊己。

脾病者，日昳慧，日出甚，下晡静。

脾欲缓，急食甘以缓之，用苦泻之，甘补之。

病在肺，愈于冬。冬不愈，甚于夏，夏不死，持于长夏，起于秋。禁寒饮食，寒衣。

肺病者，愈在壬癸，壬癸不愈，加于丙丁，丙丁不死，持于戊己，起于庚辛。

肺病者，下晡慧，日中甚，夜半静。

肺欲收，急食酸以收之，用酸补之，辛泻之。

病在肾，愈在春，春不愈，甚于长夏，长夏不死，持于秋，起于冬，禁犯焯㶼热食，温灸衣。

肾病者，愈在甲乙，甲乙不愈，甚于戊己，戊己不死，持于庚辛，起于壬癸。

肾病者，夜半慧，四季甚，下晡静。

肾欲坚，急食苦以坚之，用苦补之，咸泻之。

夫邪气之客于身也。以胜相加，至其所生而愈，至其所不胜而甚，至于所生而持，自得其位而起；必先定五脏之脉，乃可言间甚之时，死生之期也。

……

肝色青，宜食甘。粳米、牛肉、枣、葵皆甘。

心色赤，宜食酸。小豆、犬肉、李、韭皆酸。

肺色白，宜食苦。麦、羊肉、杏、薤皆苦。

脾色黄，宜食咸。大豆、猪肉、栗、藿皆咸。

肾色黑，宜食辛。黄黍、鸡肉、桃、葱皆辛。

辛散、酸收、甘缓、苦坚、咸软。毒药攻邪。

五谷为食。五果为助。五畜为益。五菜为充。

气味合而服之，以补精益气。

此五者，有辛、酸、甘、苦、咸，各有所利，或散、或收、或缓、或急、或坚、或软。四时五脏，病随五味所宜也。

按：此段读起来似乎和脉诊毫无联系，其实如果我们理解了气一元论以及阴阳五行的内涵，就会发现这是对脉诊在临床中运用的指导纲领。而且要真正对此段经文的理解还要认识到中医所言之五脏乃"四时气化之五脏"。如果结合《易经》就更容易理解了。

第十论　《内经》脉法要诀五
——寸口六部主象脉应人（脏腑）

我们在临床诊脉中都会有这样的认识，何部有疾相应之寸口脉就会有相应的变化，进一步讲五脏六腑各部各不同形，其气血运行各具特点，其特点在寸口各部必有相应之表现。也正是五脏六腑各部气血运行之异的组合，即五行之间的生克制化的组合才有了整体的动态平衡。

心之形圆且动而不息故其脉来"累累如连珠，如循琅玕"；肺体清虚而居上又分为几叶，故曰"厌厌聂聂，如落榆荚"；肾之形小象弯月、蚕豆而内实，故曰"喘喘累累如钩，按之而坚"；此皆取象比类之法，以形言之也。

《四言举要》中说："浮为心肺，沉为肾肝。脾胃中州，浮沉之间。心脉之浮，浮大而散。肺脉之浮，浮涩而短。肝脉之沉，沉而长弦。肾脉之沉，沉实而软。"也就是说心肺居于膈上，为阳，其气浮，故脉应浮，肝肾居膈下为阴，其气当沉候，故脉应沉候应之，脾胃居中故脉当中候察之，心肺虽居上但功能各异，故浮各不同，心五行为火，其气炎上，泛泛乎，故当浮大而散；肺五行为金，曰从革，主收敛，故浮而涩短；肝肾虽沉，气机各异，肾五行为水，曰润下，主收藏，当沉而实，阴中有阳，故当软而不可坚盛。《内经》所言"喘喘累累如钩，按之而坚"，此处之"坚"不可理解为坚硬，当理解为"实"，"充实"之义；肝脉虽沉，阴中之阳已具生发之机，五行象木，故沉而长；脾胃居中州，故居浮沉之间，阴阳合和，故脉以中和为象。此又以气言之也。

无论从气还是从形，形气相应，都是相得益彰，没有矛盾的，故从两个角度理解会更形象、容易、全面。

《内经》相关脉语集萃

平人气象论篇第十八

夫平心脉来，累累如连珠，如循琅玕……

平肺脉来，厌厌聂聂，如落榆荚……

平肝脉来，软弱招招，如揭长竿末梢……

平脾脉来，和柔相离，如鸡践地……

平肾脉来，喘喘累累如钩，按之而坚……

第十一论　《内经》脉法要诀六
——胃气为本决生死

言天者求之本，言地者求之位，言人者，求之气交。故曰：天枢之上，天气主之，天枢之下地气主之，天枢者，天地气交之位也，天地之中也，万物皆秉此中和之气而生。故经云：人以天地之气生，四时之法成，又云：天地合气，命之曰人，老子亦云：万物负阴而抱阳，冲气以为和。

人者，一小天地，小天地之中即脾胃也，故《太阴阳明论篇第二十九》中云："脾者土也。治中央，常以四时长四脏，各十八日寄治，不得独主于时也。脾脏者常着胃土之精也。土者生万物而法天地。"

《阴阳应象大论》云："九窍者，五脏主之。五脏皆得胃气，乃能通利。"《通评虚实论》云：头痛耳鸣，九窍不利，肠胃之所生也。胃气一虚，耳目口鼻，俱为之病。

《平人气象论》云："人以水谷为本，故人绝水谷则死，脉无胃气亦死。所谓无胃气者，非肝不弦，肾不石也。"

《玉版第六十》中云："岐伯曰：人之所受气者，谷也。谷之所注者，胃也。胃者，水谷气血之海也。海之所行云气者，天下也。"

《玉机真藏论篇第十九》中云："见真脏曰死，何也？岐伯曰：五脏者，皆禀气于胃，胃者五脏之本也；脏气者，不能自致于手太阴，必因于胃气，乃至于手太阴也。故五脏各以其时，自为而至于手太阴也。故邪气胜者，精气衰也。故病甚者，胃气不能与之俱至于手太阴，故真脏之气独见，独见者，病胜脏也，故曰死。"

通观《内经》诸论，胃气于人身之重非同一般，于诊脉之际当细心体悟之，后世医家对此也是颇为重视，其中尤以周学霆的《三指禅》最有代表性，他强调以平人脉象为准则和尺度，如无平人脉象之度把脉就会阴阳难辨。这基本暗合《内经》脉法之密旨。从其著作中我们也可看出他的脉法遵循着《内经》脉法思想，并在中医脉诊中产生了很大影响。

缓脉的内涵是什么，周学霆曾做诗赞之曰："四至调和百脉通，浑涵元气此身中。消融宿疾千般苦，保合先天一点红。露颗圆匀宜夜月，柳条摇曳趁春风。欲求极好为权度，缓字医家第一功。"解释说："不浮不沉，恰在中取；不迟不数，正好四至。欣欣然、悠悠然、洋洋然，从容柔顺，圆净分明。"他认为缓脉就是脉有神气有胃气的表现，并解释说："四时之脉，和缓为宗，缓即为有胃气也。万物皆生于土，久病而稍带一缓字，是为有胃气，其生可预卜耳。（统六脉而言，不得独诊右关。）""无病之脉，不求神而神在，缓即为有神也。方书乃以有力训之，岂知有力，未必遂为有神，而有神正不定在有力。精熟缓字，自知所别裁。"

故人有胃气则生，无胃气则死，脉有胃气病可治，脉无胃气九死一生矣，故曰：胃气为本决生死。

《内经》相关脉语集萃

平人绝谷第三十二

黄帝曰：愿闻人之不食，七日而死，何也？伯高曰：臣请言其故。

……平人则不然，胃满则肠虚，肠满则胃虚，更虚更满，故气得上下，五脏安定，血脉和利，精神乃居，故神者，水谷之精气也。故肠胃之中，当留谷二斗，水一斗五升；故平人日再后，后二升半，一日中五升，七日五七三斗五升，而留水谷尽矣；故平人不食饮七日而死者，水谷精气津液皆尽故也。

按：神者，水谷之精气也，水谷是人生命活动的能量来源。"更虚更满"是对人体气机"升降出人"重要的调整。所以现在人们提出"脾胃是气机升降的枢纽"的观点。我们的脉法重点把握"升降出人",所以与此联系紧密。

玉版第六十

岐伯曰：人之所受气者，谷也。谷之所注者，胃也。胃者，水谷气血之海也。海之所行云气者，天下也。

按：此段讲胃的重要性，重申"胃"是人生命活动的能量库，神者，水谷之精气也，胃者，水谷气血之海也，由此足可以见《内经》对胃重视的原因是什么。

六微旨大论篇第六十八

帝曰：愿闻其用也。岐伯曰：言天者求之本，言地者求之位，言人者求之气交。

帝曰：何谓气交？岐伯曰：上下之位，气交之中，人之居也。

故曰：天枢之上，天气主之；天枢之下，地气主之；气交之分，人气从之，万物由之，此之谓也。

按：此段从天地阴阳升降相交的角度论述阐释了"天枢"，人亦从其理。

太阴阳明论篇第二十九

岐伯曰：脾者土也。治中央，常以四时长四脏，各十八日寄治，不得独主于时也。脾脏者常着胃土之精也。土者生万物而法天地。

按：土生万物，人的脾胃五行属土，故而脾胃在五脏中的重要性可想而知。

玉机真藏论篇第十九

脉从四时，谓之可治；脉弱以滑，是有胃气，命曰易治，取之以时；

按：明确提出了脉有胃气的指感特征。脉有胃气就易治。

玉机真藏论篇第十九

黄帝曰：见真脏曰死，何也？岐伯曰：五脏者，皆禀气于胃，胃者五脏之本也；脏气者，不能自至于手太阴，必因于胃气，乃至于手太阴也。故五脏各以其时，自为而至于手太阴也。故邪气胜者，精气衰也。故病甚者，胃气不能与之俱至于手太阴，故真脏之气独见，独见者，病胜脏也，故曰死。

按：提出了胃乃五脏之本，脉见真脏，其根已坏，故必死矣，犹如大树之无根。

五藏别论篇第十一

帝曰：气口何以独为五脏之主？岐伯说：胃者水谷之海，六腑之大源也。五味入口，藏于胃以养五脏气，

平人气象论篇第十八

黄帝问曰：平人何如？

岐伯对曰：人一呼脉再动，一吸脉亦再动，呼吸定息，脉五动，闰以太息，命曰平人。平人者不病也。

常以不病调病人，医不病，故为病人平息以调之为法。

人一呼脉一动，一吸脉一动，曰少气。

人一呼脉三动，一吸脉三动而躁，尺热曰病温，尺不热脉滑曰病风，脉涩曰痹。

人一呼脉四动以上曰死，脉绝不至曰死，乍疏乍数曰死。

平人之常气禀于胃，胃者平人之常气也，人无胃气曰逆，逆者死。

春胃微弦曰平，弦多胃少曰肝病，但弦无胃曰死。胃而有毛曰秋病，毛甚曰今病。脏真散于肝，肝脏筋膜之气也。

长夏胃微软弱曰平，弱多胃少曰脾病，但代无胃曰死，软弱有石曰冬病，弱甚曰今病。脏真濡于脾，脾藏肌肉之气也。

夏胃微钩曰平，钩多胃少曰心病，但钩无胃曰死，胃而有石曰冬病，石甚曰今病。脏真通于心，心藏血脉之气也。

秋胃微毛曰平，毛多胃少曰肺病，但毛无胃曰死，毛而有弦曰春病，弦甚曰今病。脏真高于肺，以行营卫阴阳也。

冬胃微石曰平，石多胃少曰肾病，但石无胃曰死，石而有钩曰夏病，钩甚曰今病。脏真下于肾，肾藏骨髓之气也……以水谷为本，故人绝水谷则死，脉无胃气亦死。所谓无胃气者，但得真脏脉不得胃气也。所谓脉不得胃气者，肝不弦，肾不石也。

夫平心脉来，累累如连珠，如循琅玕，曰心平。夏以胃气为本。病心脉来，喘喘连属，其中微曲曰心病。死心脉来，前曲后居，如操带钩曰心死。

平肺脉来，厌厌聂聂，如落榆荚，曰肺平。秋以胃气为本。病肺脉来，不上不下，如循鸡羽，曰肺病。死肺脉来，如物之浮，如风吹毛，曰肺死。

平肝脉来，软弱招招，如揭长竿末梢曰肝平。春以胃气为本。病肝脉来，盈实而滑，如循长竿，曰肝病。死肝脉来，急益劲如新张弓弦，曰肝死。

平脾脉来，和柔相离，如鸡践地，曰脾平。长夏以胃气为本。病脾病来，实而盈数，如鸡举足，曰脾病。死脾脉来，锐坚如乌之喙，如乌之距，如屋之漏，如水之流，曰脾死。

平肾脉来，喘喘累累如钩，按之而坚，曰肾平。冬以胃气为本。病肾脉来，如引葛，按之益坚，曰肾病。死肾脉来，发如夺索，辟辟如弹石，曰肾死。

按：上文论述了脉象的变化皆要以胃气为本。看一看上文"胃"出现的规律就足可以明白在《内经》脉法中是如何重视脉中胃气了。

第十二论 《内经》脉法要诀七
——手法法阴阳

《内经》曰："知内者，按而纪之，知外者终而始之。"此即言诊脉举按法于阴阳内外之理也，然今人多于此义未能明澈，今再论之。

今之人诊脉浮取即手于浅部触脉，沉取即于沉部触脉，今吾改浮取沉取，为浮之沉之之义，此于《难经》已备矣。亦与举之按之之义同，故何为浮脉？举之有余，按之不足。何为沉脉？举之不足按之有余，全在举按中矣。高手诊脉，于举按之中又分迎随，如此更尽阴阳之妙。

于众多手法再添一"抚"法，抚者一察肤之滑涩紧柔温凉，一察脉体之变异也，抚脉以察"独"，独处藏奸也。抚又分轻重以和阴阳之理。

抚未察出，再加一触法，触而即起也。触时亦要分轻重，触之即起，起而即触，如此脉之全体自了然于胸矣，触即抚之变也。手法虽重要，心静是根本，必心注于三指之端而忘我也。

总之手法不外浮之沉之，推之寻之，抚之触之，三部总取，分部取等，各法当随心所欲而理置于中，此即师而不泥也。浮取沉取中取之义亦不可废也，皮部为肺之部；沉部筋骨间，肝肾之部也；中为脾之部也；取手于肤，以察脉，三部均可见，则脉浮于皮，肺部也，某部见，则某部独浮也，独处藏奸也，次当沉入筋骨，以察是否脉体不凹均平，浮为天，沉为地；浮沉已定，中部可见也，今之人天地未分而定中部，何其谬哉！

按：讲习脉法时人们常说，沉取如何如何，浮取如何如何，仔细思量，沉取、浮取与古脉法举（浮）之，按（沉）之之义实大不相同。从语法分析，沉取浮取的"浮、沉"是副词，来修饰动词"取"，表明取的状态；浮（举）之、沉（按）之的"浮（举）、沉（按）"是动词表示对脉（之）发出的动作。故在古脉法中，诊脉时医者是在"举（浮）"的动作过程中，体会脉搏的变化（气之来），在"按（沉）"的动作过程中体会脉搏的变化（气之去）。并非将手置于沉部不动感觉脉搏的变化，将手置于浮位不动，体察脉搏的变化。此即《内经》中"知内者按而纪之，知外者终而始之"之本义。

《内经》相关脉语

脉要精微论篇第十七

是故持脉有道，虚静为保。春日浮，如鱼之游在波；夏日在肤，泛泛乎万物有余；秋日下肤，蛰虫将去；冬日在骨，蛰虫周密，君子居室。故曰：知内者按而纪之，知外者终而始之，此六者持脉之大法。

推而外之，内而不外，有心腹积也。推而内之，外而不内，身有热也。推而上之，上而不下，腰足清也。推而下之，下而不上，头项痛也。按之至骨，脉气少者，腰脊痛而身有痹也。

第十三论 《内经》平人脉象论一
——阴阳平衡观

天地者，一大太极也，人身者，一小太极也，天下万物亦各具太极之理。太极者，阴阳相抱而不离也，阴非其阴，盖阴中有阳；阳非其阳，盖阳中有阴。阴得阳和，阳得阴收。故经云：阴平阳秘，精神乃治，阴阳离决，精气乃绝。

是故平人之脉象亦必合于阴平阳秘之旨，合于太极混元之理。所谓平人者不病，不病者，脉口人迎应四时也，上下相应而俱往来也，六经之脉不结动也，本末之寒温相守司也，形肉血气必相称也，是谓平人。

阴阳于脉，浮为阳，沉为阴，平衡则不浮不沉，居于中，即所谓"脉从中直过也"；上为阳，下为阴，（寸尺也）阴平阳秘则上下脉大小、浮沉长短来去无偏也。左为阳右为阴，阴阳调和则左右齐等。

《内经》曰:"寸口主中,人迎主外。"此寸口人迎者即阴阳。阴主里阳主外,又言:"两者相应,俱往俱来,若引绳,大小齐等,春夏人迎微大,秋冬寸口微大,如是则平人。"

《伤寒论·太阳篇》问曰:"脉病欲知愈未愈者,何以别之?曰:寸口、关上、尺中三处大小浮沉迟数同等,虽有寒热不解,此脉阴阳为和平,虽剧当愈。"

又《伤寒论·平脉法》"阳脉浮大而濡,阴脉浮大而濡,阴阳脉同等者名曰缓。"缓即平人脉也。

统上而观之,人体阴阳平衡的把握完全可以由阴阳二脉的互参互比而得。但人体是一个多层次多角度的阴阳共同体,《内经》云:"阴阳者,数之可十,推之可百,数之可千,推之可万,万之大不可胜数,然其要一也。"故诊脉之窍正如前面所言"辨阴阳第一,阴阳互比第二"。古圣先贤立意之昭昭,何其今人迷而不悟,而执著于难以把握和统一的脉象"意会"之中,诚可惜也!

人者禀中气而生,中气者土也,土之数为五,故人一呼一吸之间,脉当五动以应土,且五十动而不结代也。(以应天地之数)

阳性刚,阴性柔,阴阳和合,刚柔相济,脉亦如之,故似有力似无力也。脉之至为阳,当有力,阳中有阴,故不失其柔;脉之止也,为阴,象地,故脉软柔,然阴中有阳,故亦不失为有力。

故悟得太极即平人之理,则平人之脉象亦知矣。

《内经》相关脉语集萃

六微旨大论篇第六十八

帝曰:愿闻其用也。岐伯曰:言天者求之本,言地者求之位,言人者求之气交。

帝曰:何谓气交?岐伯曰:上下之位,气交之中,人之居也。

故曰:天枢之上,天气主之;天枢之下,地气主之;气交之分,人气从之,万物由之,此之谓也。

按:此段以天地之气化言人身之气化也。气交之中,人之居也,故人禀天地相交之冲和之气而生。

宝命全形论篇第二十五

　　黄帝问曰：天覆地载，万物悉备，莫贵于人。人以天地之气生，四时之法成。

　　岐伯曰：夫人生于地，悬命于天；天地合气，命之曰人。人能应四时者，天地为之父母；知万物者，谓之天子。

　　按："天地合气，命之曰人"更明确地指出了人之所以生生不息离不开"阴阳相交""阴阳平衡"。

生气通天论篇第三

　　黄帝曰：夫自古通天者，生之本，本于阴阳。

　　天地之间，六合之内，其气九州，九窍、五脏、十二节，皆通乎天气。

　　……

　　是以圣人陈阴阳，筋脉和同，骨髓坚固，气血皆从。如是则内外调和，邪不能害，耳目聪明，气立如故。

　　凡阴阳之要，阳密乃固，两者不和，若春无秋，若冬无夏。因而和之，是谓圣度。

　　故阳强不能密，阴气乃绝。

　　阴平阳秘，精神乃治；阴阳离决，精气乃绝。

　　按："生之本，本与阴阳"，"凡阴阳之要，阳密乃固，两者不和，若春无秋，若冬无夏。因而和之，是谓圣度"。"阴平阳秘，精神乃治；阴阳离决，精气乃绝。"等等，我们可以清楚地认识到古人"阴阳平衡观"，所以把握脉法也必须以此为尺度。

第十四论 《内经》平人脉象论二

——四时脉象 胃气为本

初学诊脉之时会经常看到书中反复强调寸口脉象当春弦夏洪秋毛冬石而应四时之变化也，似乎这就是平人脉象之全部，其实非也，此决非《内经》脉法之本义，若如此则是过于强调脉象之变化也，乃是断章取义—叶障目。

在《内经》中用了大量的文字，反复强调：无论春夏秋冬皆当是"春胃微弦，夏胃微钩，秋胃微毛，冬胃微石，四时皆当以胃气为本"。我们可以参看"平人气象论篇"中反复出现的五个"胃"字，脉虽应四时而变化，实仅仅是"微微"变化，这种变化不可无也不可过于显著，这一点我们也可以去体会"平人气象论篇"中讲四时五脉时反复出现的五个"微"字。春弦夏洪秋毛冬石的自然阴阳消长过程其实体现的就是平衡，人体的阴阳平衡本质是一个动态过程，恰是在这种消长过程中体现出"阴平阳秘"，这种"阴平阳秘"的规律是隐藏在阴阳消长变化现象的背后，所以必须把握阴阳规律学会用阴阳规律去分析问题，才能清楚的从现象中找出本质。

我们还可以用曲线来描述，纵坐标为脉象随四时变化之幅度，横坐标是阴阳平衡线，上为阳，下为阴。这还会让人联想到价值规律，价格以价值为轴上下波动，而价值线正隐藏在波动的价格曲线之中。一旦价格波动幅度太大，必然会发生金融危机一样。所以说规律隐藏在事物现象背后，同样脉法正是存在于脉象中的一种规律。如果人体的阴阳消长波动幅度太大，人体的阴平阳秘的状态必然会遭到破坏，从而产生疾病。

只要仔细品味下面《内经》相关脉语自可了悟《内经》主旨，

明白古圣先贤良苦之用心，真的是古不予欺！

《内经》相关脉语集萃

生气通天论篇第三

黄帝曰：夫自古通天者，生之本，本于阴阳。天地之间，六合之内，其气九州、九窍、五脏十二节，皆通乎天气。

按：我们要时刻站在天人相应的角度上观察问题，也要认真把握气一元论认识，天人高度统一在一元之气之中。

四气调神大论篇第二

春三月，此为发陈。天地俱生，万物以荣，夜卧早起，广步于庭，被发缓形，以使志生，生而勿杀，予而勿夺，赏而勿罚，此春气之应，养生之道也；逆之则伤肝，夏为实寒变，奉长者少。

夏三月，此为蕃秀。天地气交，万物华实，夜卧早起，无厌于日，使志勿怒，使华英成秀，使气得泄，若所爱在外，此夏气之应，养长之道也；逆之则伤心，秋为痎疟，奉收者少，冬至重病。

秋三月，此谓容平，天气以急，地气以明，早卧早起，与鸡俱兴，使志安宁，以缓秋刑，收敛神气，使秋气平，无外其志，使肺气清，此秋气之应，养收之道也；逆之则伤肺，冬为飧泄，奉藏者少。

冬三月，此为闭藏。水冰地坼，勿扰乎阳，早卧晚起，必待日光，使志若伏若匿，若有私意，若已有得，去寒就温，无泄皮肤，使气极夺。此冬气之应，养藏之道也；逆之则伤肾，春为痿厥，奉生者少。

……

夫四时阴阳者，万物之根本也。所以圣人春夏养阳，秋冬养阴，以从其根；故与万物沉浮于生长之门，逆其根则伐其本，坏其真矣。故阴阳四时者，万物之终始也；生死之本也；逆之则灾害生，从之则苛疾不起，是谓得道。道者圣人行之，愚者佩之。从阴阳则生，逆之则死；从之则治，逆之则乱。反顺为逆，是谓内格。

是故圣人不治已病治未病，不治已乱治未乱，此之谓也。夫病已成而后药之，乱已成而后治之，譬犹渴而穿井，斗而铸锥，不亦晚乎？

按：此段阐释人身之气化如何与四时阴阳消长相顺应，天地阴阳四时之更替是实现阴阳平衡的重要过程，天人相应，人体阴阳消长亦需要与自然环境的变化同步，这也是适者生存的道理。

脉要精微论篇第十七

岐伯曰：请言其与天运转大也。万物之外，六合之内，天地之变，阴阳之应，彼春之暖，为夏之暑，彼秋之忿，为冬之怒，四变之动脉与之上下，以春应中规，夏应中矩，秋应中衡，冬应中权。

是故冬至四十五日阳气微上，阴气微下；夏至四十五日阴气微上阳气微下，阴阳有时，与脉为期，期而相失，知脉所分。分之有期，故知死时。微妙在脉，不可不察，察之有纪，从阴阳始，始之有经，从五行生，生之有度，四时为宜。补泻勿失，与天地如一，得一之情，以知死生。

是故持脉有道，虚静为宝。春日浮，如鱼之游在波；夏日在肤，泛泛乎万物有余；秋日下肤，蛰虫将去；冬日在骨，蛰虫周密，君子居室。故曰：知内者按而纪之，知外者终而始之，此六者持脉之大法。

按：人体气机的升降出入与自然变化的相顺应在脉中的体现。并提出举按和升降出入是"持脉之大法"。

平人气象论篇第十八

平人之常气禀于胃，胃者平人之常气也，人无胃气曰逆，逆者死。

春胃微弦曰平，弦多胃少曰肝病，但弦无胃曰死。胃而有毛曰秋病，毛甚曰今病。脏真散于肝，肝脏筋膜之气也。

长夏胃微软弱曰平，弱多胃少曰脾病，但代无胃曰死，软弱有石曰冬病，弱甚曰今病。脏真濡于脾，脾藏肌肉之气也。

夏胃微钩曰平，钩多胃少曰心病，但钩无胃曰死，胃而有石曰冬病，石甚曰今病。脏真通于心，心藏血脉之气也。

秋胃微毛曰平，毛多胃少曰肺病，但毛无胃曰死，毛而有弦曰春病，弦甚曰今病。脏真高于肺，以行营卫阴阳也。

冬胃微石曰平，石多胃少曰肾病，但石无胃曰死，石而有钩曰夏病，钩甚曰今病。脏真下于肾，肾藏骨髓之气也。

按：通过以上原文我们可看出人体脉象随环境的变化应该是"微"，并且始终要以胃气为本。

第十五论 《内经》平人脉象论三
——寸口六部 胃气为本

寸口之脉左右恒不相同，左右寸关尺之脉亦各有特征，盖有是藏则有是脉，心肝脾肺肾五脏各具形态，故寸口之脉亦各具脉形。

然此等差异亦必以共性为基础，即以胃气为本。如左寸以候心，平心脉来，累累如连珠，如循琅玕，虽是夏季心火旺而为五脏主，亦要不失"以胃气为本"的原则；平肺脉来，厌厌聂聂，如落榆荚，即使是秋天肺气旺而为五脏主，亦要不失"以胃气为本"的原则；平肝脉来，软弱招招，如揭长竿末梢，即使是在春季肝木旺而为五脏主的时候，也不能失去"春以胃气为本"的原则；平肾脉来，喘喘累累如钩，按之而坚，即使是冬天水旺的季节，脉象的变化也不能失去"冬以胃气为本"的原则。

寸口六部之法，亦如四时之阴阳消长平衡，其平衡是一种动态平衡，也即诊寸口之脉不仅要求同更要求同存异，存异是标，求同乃其本。心肺居于膈上，为阳，其气浮，故脉应浮，心肺虽居上但功能各异，故浮各不同，心五行为火，其气炎上，泛泛乎，故当浮大而散，肺五行为金，曰从革，主收敛，故浮而涩短，两者一散一收一开一合；肝肾居膈下为阴，其气当沉候，故脉应沉候应之，肝肾虽沉，气机各异，肾五行为水，曰润下，秉肺金之收敛而收藏之，故当沉而实，阴中有阳，有所收受之象也，故当软而不可坚盛，如《内经》所言"喘喘累累如钩，按之而坚"，此处之"坚"不可理解为坚硬，当理解为"实"，"充实"之义。在前面曾有述及；肝脉虽然也要沉候，但阴中之阳已具生发之机，五行象木，故沉而长，气机萌动之象。是由阴向阳的转化，以水为母而以火为子；脾胃居中州，故居浮沉之间，阴阳合和，故脉以中和为之象。综上所述，一个太极已经昭然于目前。

此五者相辅相成，共成一个阴平阳秘，消长平衡，阴阳互根，交感和合之阴阳统一体。细品以下《内经》脉语，必昭然若揭。

《内经》相关脉语集萃

平人气象论篇第十八

夫平心脉来，累累如连珠，如循琅玕，曰心平。夏以胃气为本。病心脉来，喘喘连属，其中微曲曰心病。死心脉来，前曲后居，如操带钩曰心死。

平肺脉来，厌厌聂聂，如落榆荚，曰肺平。秋以胃气为本。病肺脉来，不上不下，如循鸡羽，曰肺病。死肺脉来，如物之浮，如风吹毛，曰肺死。

平肝脉来，软弱招招，如揭长竿末梢曰肝平。春以胃气为本。病肝脉来，盈实而滑，如循长竿，曰肝病。死肝脉来，急益劲如新张弓弦，曰肝死。

平脾脉来，和柔相离，如鸡践地，曰脾平。长夏以胃气为本。病脾脉来，实而盈数，如鸡举足，曰脾病。死脾脉来，锐坚如鸟之喙，如鸟之距，如屋之漏，如水之流，曰脾死。

平肾脉来，喘喘累累如钩，按之而坚，曰肾平。冬以胃气为本。病肾脉来，如引葛，按之益坚，曰肾病。死肾脉来，发如夺索，辟辟如弹石，曰肾死。

第十六论　《内经》寸口诊法

我们在前边论述了脉理，最后自然要选择一个能落实脉理的切入点，《内经》首先推出的就是寸口诊法，在《五脏别论》中阐释了"气口何以独为五脏之主"的根本原因。并在《脉要精微论》中阐释了寸口左右尺寸与人体的对应关系。在很多疾病的论述中其实就是指寸口诊法。

只是《内经》时代对寸口各部的定位与现在有些不同。那时左寸候心和膻中，左关候肝和膈，右寸候胸中和肺，右关候脾胃，两侧尺部同候季胁、腹里、肾。而现在则认为是左寸候心和小肠，左关候肝胆，左尺候肾候膀胱，右寸候肺和大肠，右关候脾胃，右尺候命门。到底以哪种为准，莫衷一是。

还有非常值得注意的一环，它直接影响临床脉诊的准确性，在《内经》对寸尺对应内脏进行论述时，并未明确地提出关部对应人体的中焦，我们可以仔细阅读《脉要精微论》中的论述，当然读起来是非常令人费解，"……尺内两旁则季胁也，尺外以候肾，尺里以候腹。"这句话应该是指尺脉对应着季胁、腹里、肾，这点很明确，但"中附上"就很难理解了，我们通过临床验证，发现这句话应该这么理解"人体的中焦对应着尺的上部"，"上附上"应该理解成"人体的上焦对应着尺脉在往上的寸脉了"，也就是说，关部只是一个寸尺之界，阴阳之界，而我们常说的天地人三才的人部是从属于大地的一部分。其实这更符合于"人法地，地法天""人生于大地之上，天覆于大地之外"的论述，对于人体而言，中焦和下焦同归于腹，中间无有明显的人地之界，而作为天地的胸腹却有膈作为天地之界，此点和寸口的寸尺解剖特征是极其类似。

但《内经》以后人们给关部了一定的区域并开始主管着中焦的气机变化。很难想象如此方法怎能准确辨别人体之征兆。脉理不明如是，何以参人身之变化。实践证明，《内经》的论述是准确无误的。在临床中必须纠正以往的错误认识才能让脉诊发挥它的强大作用。

《内经》相关脉语集萃

五藏别论篇第十一

帝曰：气口何以独为五脏之主？岐伯说：胃者水谷之海，六腑之大源也。五味入口，藏于胃以养五脏气，气口亦太阴也，是以五脏六腑之气味，皆出于胃，变见于气口。故五气入鼻，藏于心肺，心肺有病，而鼻为之不利也。

脉要精微论篇第十七

尺内两旁则季胁也，尺外以候肾，尺里以候腹，中附上，左外以候肝，内以候鬲，右外以候胃，内以候脾。上附上右外以候肺，内以候胸中，左外以候心，内以候膻中。前以候前，后以候后。上竟上者，胸喉中事也。下竟下者，少腹腰股膝胫足中事也。

第十七论　《内经》三部九候诊法

《内经》中寸口诊法虽说理法已很完善，但是它只是通过一个小的局部来洞察全体，十二经皆有动脉，如视之而不见，则未免失于偏颇，而《内经》三部九候诊法则是遍诊之法，立足于人身之整体。有局部之独诊，又有整体之遍诊，似乎才是诊法之完善。以此足可以见古圣先贤立意之深远，立法之完美。今之人多弃之而不用诚可惜也。

《内经》诊法首查元气之盛衰于寸口，次查阴阳之偏颇于人迎气口，最后查人身三部九候之得失，一而二，二生三，三而三之为九宫，九宫应人身，老子云：道生一，一生二，二生三，三生万物，岂非《内经》之旨哉。

三部九候诊法之要点首先是要度人身形之肥瘦，因为如果"形肉已脱，九候虽调犹死"，次查脉气之盛衰，"形盛脉细，少气不足以息者危。形瘦脉大，胸中多气者死。形气相得者生。"次论九候之得失即"应不俱也"，"独也"，"上下左右相失也"。

九候诊法中与治疗最为密切之处是"去其血脉而后调之，无问其病，以平为期"。也就是说不论是什么病，只要九候不调都要先调之。似乎这是治疗疾病前的重要铺垫，也许"不调之九候"与患者之苦表面上无任何联系，但也要"必先去其血脉"。

另外九候诊法必须与独取寸口相结合才能识得病之根本，故曰"七诊虽见，九候皆从者不死"。古圣先贤良苦之用心于此皆可睹矣，各大医家对这里的"七诊"所指的认识也是各不相同，大部分人以为此处七诊指"察九候独小者病，独大者病，独疾者病，独迟者病，独热者病，独寒者病，独陷下者病"。但我们认为是"上下左右，与浮中沉，七诊推寻"。

认真品味下面《内经》相关论述，即可得其真意也。

《内经》相关脉语集萃

三部九候论篇第二十

故人有三部，部有三候，以决死生，以处百病，以调虚实，而除邪疾。

帝曰：何谓三部？岐伯曰：有下部、有中部、有上部，部各有三候。三候者，有天、有地、有人也。必指而导之，乃以为真。

上部天，两额之动脉；上部地，两颊之动脉；上部人，耳前之动脉。

中部天，手太阴也；中部地，手阳明也；中部人，手少阴也。

下部天，足厥阴也；下部地，足少阴也；下部人，足太阴也。

故下部之天以候肝，地以候肾，人以候脾胃之气。

帝曰：中部之候奈何？岐伯曰：亦有天，亦有地，亦有人，天以候肺，地以候胸中之气，人以候心。

帝曰：上部以何候之？岐伯曰：亦有天，亦有地，亦有人。天以候头角之气，地以候口齿之气，人以候耳目之气。

三部者，各有天，各有地，各有人。三而成天，三而成地，三而成人。三而三之，合则为九，九分为九野，九野为九脏。故神脏五，形脏四，合为九脏。五脏已败，其色必夭，夭必死矣。

帝曰：以候奈何？岐伯曰：必先度其形之肥瘦，以调其气之虚实，实则泻之，虚则补之。必先去其血脉而后调之，无问其病，以平为期。

帝曰：决死生奈何？岐伯曰：形盛脉细，少气不足以息者危。形瘦脉大，胸中多气者死。形气相得者生。参伍不调者病。三部九候皆相失者死。上下左右之脉相应如参春者病甚，上下左右相失不可数者死。中部之候虽独调，与众脏相失者死。中部之候相减者死，目内陷者死。

帝曰：何以知病之所在？岐伯曰：察九候独小者病，独大者病，独疾者病，独迟者病，独热者病，独寒者病，独陷下者病。

以左手足上，上去踝五寸按之，庶右手足当踝而弹之，其应过五寸以上蠕蠕然者不病，其应疾中手浑浑然者病，中手徐徐然者病。其应上不能至五寸，弹之不应者死。

是以脱肉身不去者死。中部乍疏乍数者死。其脉代而钩者，病在络脉。

九候之相应也，上下若一，不得相失。一候后则病，二候后则病甚，三候后则病危。所谓后者，应不俱也。察其腑脏，以知死生之期，必先知经脉，然后知病脉。真藏脉见者胜死。足太阳气绝者，其足不可屈伸，死必戴眼。

帝曰：冬阴夏阳奈何？岐伯曰：九候之脉皆沉细旋绝者为阴，主冬，故以夜半死。盛躁喘数者为阳，主夏，故以日中死。

是故寒热病者以平旦死。热中及热病者以日中死。病风者以日夕死。病水者以夜半死。其脉乍疏乍数，乍迟乍疾者，日乘四季死。

形肉已脱，九候虽调犹死。七诊虽见，九候皆从者不死。所言不死者，风气之病，及经月之病，似七诊之病而非也，故言不死。若有七诊之病，其脉候亦败者死矣。必发哕噫。

必审问其所始病，与今之所方病，而后各切循其脉，视其经络浮沉，以上下逆从循之。其脉疾者不病，其脉迟者病；脉不往来者死，皮肤着者死。

第十八论　《内经》人迎寸口诊法

通览《内经》论脉之语，可晓人迎以诊阳，气口以查阴。然人迎未明其处，其盛衰之诊难明也。自此之后论之者颇多，以人迎即颈之动脉者有之；以左人迎右气口者有之。然而，就此而论，亦必莫衷一是，先弃之不顾，去查《内经》脉理之本义。

《内经》言脉合阴阳，诊脉即所以诊阴阳也，而人迎、气口者，即所以查阴阳之处也。又《内经》中明言："阴阳者，数之可十，推之可百，数之可千，推之可万，万之大不可胜数，然其要一也。"故脉之阴阳，左为阳，右为阴；寸为阳，尺为阴；头为阳，手为阴，浮为阳，沉为阴；来则为阳，去则为阴；动则为阳，静则为阴；若明阴阳之理，人迎气口亦在其中矣。

颈动脉人迎、寸口分之，若不失阴阳，则一盛二盛经意可解也，左为人迎右为气口，于临床亦可用也。

今人多用独取寸口法，寸为阳尺为阴也，若以寸尺为人迎气口，经意亦可通也。

以上之论实为阴阳通变之法来分析人迎气口也。

《内经·禁脉》云："寸口主中，人迎主外，两者相应，俱往俱来，若引绳，大小齐等，春夏人迎微大，秋冬寸口微大，如是则平人。"

又《内经·至真要大论》帝曰："夫子言察阴阳所在而调之，论言人迎与寸口相应，若引绳，大小齐等，命曰平，阴之所在寸口何如？"

又《内经·阴阳类论》云："一阴者，少阴也，至手太阴，上连人迎，弦急悬不绝，此少阴之病也。"

《内经·终始》中又说："少气者，脉口、人迎俱少，而不称尺寸也。"

以上各句，言寸口与人迎相连如引绳，人迎气口不称尺寸，似乎更支持寸口、人迎在寸、尺之解也。虽然如此，其实人迎寸口诊法实不可废也。

又《内经·五脏别论》帝曰："气口何以独为五脏主？岐伯曰：胃者，水谷之海，六腑之大源也。五味入口，藏于胃以养五藏气。气口亦太阴也，是以五脏六腑之气味皆出于胃，变见于气口。"此处明言寸口为五脏之主，而并未言为五脏六腑一身之主也。

在《内经》中大量的论述表明人迎寸口诊法是非常重要的一种阴阳互比之法。但由于二脉所居位置差异很大，动脉粗细各不相同，大小盛衰浮沉之比很不容易，也正是如此，此诊法一直不能被人广泛应用。但古人用了大量的篇幅决不是论述了一个未经验证的方法，我们只能是认为其中必有隐秘之旨，言而未尽，欲言又止之处。

《内经·终始》中云："人迎与脉口俱盛三倍以上，命曰阴阳俱溢……人迎与脉口俱盛四倍以上，名曰关格。"

据此话而论，如果真的是人迎与寸口直接互比其盛衰，决不会出现二者俱盛三倍四倍的结果的，只有一个结果就是人迎和寸口自比。

在《内经·终始》中又说："少气者，脉口、人迎俱少，而不称尺寸也。"仔细品味，我们发现实际上脉口可分尺寸，人迎也可分为尺寸也。若是阴中取阳，阳中取阴，如此采用阴阳互比之法就很简单地解决了"二脉所居位置差异很大，动脉粗细各不相同，大小盛衰浮沉之比很不容易"的矛盾。

我们通过临床验证证实这样解决非常适合于临床，同样也使得阴阳互比符合了阴阳互比双方必须是在同一个阴阳共同体内的原则。武当山道医祝华英在《黄帝内经十二经脉揭秘与应用》中也明确地提出了人迎寸口互比诊法，与我们的观点不谋而合。

《内经》相关脉语集萃

六节藏象论篇第九

故人迎一盛病在少阳、二盛病在太阳、三盛病在阳明、四盛已上为格阳。寸口一盛病在厥阴、二盛病在少阴、三盛病在太阴、四盛已上为关阴。人迎与寸口俱盛四倍以上为关格。关格之脉，嬴不能极于天地之精气，则死矣。

按：人迎以候阳，寸口以候阴，此处的盛衰似乎并不是人迎与寸口互比，更应该是自比，如果是互比则不可能出现人迎与寸口俱胜四倍以上的结果。

终始第九

持其脉口人迎，以知阴阳有余不足，平与不平，天道毕矣。所谓平人者不病，不病者，脉口人迎应四时也，上下相应而俱往来也，六经之脉不结动也，本末之寒温之相守司也。形肉血气必相称也，是谓平人。少气者，脉口人迎俱少，而不称尺寸也。如是者，则阴阳俱不足，补阳则阴竭，泻阴则阳脱。如是者，可将以甘药，不可饮以至剂，如此者弗灸。不已者因而泻之，则五脏气坏矣。

按：此处含有人迎与寸口互比的含义，如"上下相应而俱往来也。"另外"少气者，脉口人迎俱少，而不称尺寸也"可以有两种理解：①人迎与寸口都各有尺寸。②人迎与寸口都居于手部，即左为人迎，右为气口。

人迎一盛，病在足少阳，一盛而躁，病在手少阳。人迎二盛，病在足太阳，二盛而躁，病在手太阳，人迎三盛，病在足阳明，三盛而躁，病在手阳明。人迎四盛，且大且数，名曰溢阳，溢阳为外格。

脉口一盛，病在足厥阴；厥阴一盛而躁，在手心主。脉口二盛，病在足少阴；二盛而躁，在手少阴。脉口三盛，病在足太阴；三盛而躁，在手太阴。脉口四盛，且大且数者，名曰溢阴。溢阴为内关，内关不通，死不治。人迎与太阴脉口俱盛四倍以上，名曰关格。关格者，与之短期。

人迎一盛，泻足少阳而补足厥阴，二泻一补，日一取之，必切而验之，疏取之，上气和乃止。人迎二盛，泻足太阳补足少阴，二泻一补，二日一取之，必切而验之，疏取之，上气和乃止。人迎三盛，泻足阳明而补足太阴，二泻一补，日二取之，必切而验之，疏取之，上气和乃止。

脉口一盛，泻足厥阴而补足少阳，二补一泻，日一取之，必切而验之，疏而取，上气和乃止。脉口二盛，泻足少阴而补足太阳，二补一泻，二日一取之，必切而验之，疏取之，上气和乃止。脉口三盛，泻足太阴而补足阳明，二补一泻，日二取之，必切而验之，疏而取之，上气和乃止。所以日二取之者，太、阳主胃，大富于谷气，故可日二取之也。

人迎与脉口俱盛三倍以上，命曰阴阳俱溢，如是者不开，则血脉闭塞，气无所行，流淫于中，五脏内伤。如此者，因而灸之，则变易而为他病矣。

按：根据"人迎与太阴脉口俱盛四倍以上，名曰关格。关格者，与之短期。""人迎与脉口俱盛三倍以上，命曰阴阳俱溢。"我们可以断定以上所论也应该是人迎与寸口自比。

经脉第十

　　肺手太阴之脉……是动则病肺胀满……为此诸病，盛则泻之，虚则补之，热则疾之，寒则留之，陷下则灸之，不盛不虚，以经取之。盛者，寸口大三倍于人迎，虚者，则寸口反小于人迎也。

　　大肠手阳明之脉……是动则病齿痛，颈肿……为此诸病，盛则泻之，虚则补之，热则疾之，寒则留之，陷下则灸之，不盛不虚，以经取之。盛者，人迎大三倍于寸口；虚者，人迎反小于寸口也。

　　胃足阳明之脉……是动则病洒洒振寒，善呻，数欠，颜黑……为此诸病，盛则泻之，虚则补之，热则疾之，寒则留之，陷下则灸之，不盛不虚，以经取之。盛者，人迎大三倍于寸口，虚者，人迎反小于寸口也。

　　脾足太阴之脉……是动则病舌本强，食则呕……为此诸病，盛则泻之，虚则补之，热则疾之，寒则留之，陷下则灸之，不盛不虚，以经取之。盛者，寸口大三倍于人迎，虚者，寸口反小于人迎。

　　心手少阴之脉……是动则病嗌干，心痛……为此诸病，盛则泻之，虚则补之，热则疾之，寒则留之，陷下则灸之，不盛不虚，以经取之。盛者，寸口大再倍于人迎，虚者，寸口反小于人迎也。

　　小肠手太阳之脉……是动则病嗌痛，颔肿……为此诸病，盛则泻之，虚则补之，热则疾之，寒则留之，陷下则灸之，不盛不虚，以经取之。盛者，人迎大再倍于寸口，虚者，人迎反小于寸口也。

　　膀胱足太阳之脉……是动则病冲头痛，目似脱……为此诸病，盛则泻之，虚则补之，热则疾之，寒则留之，陷下则灸之，不盛不虚，以经取之。盛者，人迎大再倍于寸口，虚者，人迎反小于寸口也。

　　肾足少阴之脉……是动则病饥不欲食……为此诸病，盛则泻之，虚则补之，热则疾之，寒则留之，陷下则灸之，不盛不虚，以经取之。灸则强食生肉，缓带披发，大杖重履而步。盛者，寸口大再倍于人迎，虚者，寸口反小于人迎也。

心主手厥阴心包络之脉……是动则病手心热……为此诸病，盛则泻之，虚则补之，热则疾之，寒则留之，陷下则灸之，不盛不虚，以经取之。盛者，寸口大一倍于人迎，虚者，寸口反小于人迎也。

三焦手少阳之脉……是动则病耳聋浑浑焞焞……为此诸病，盛则泻之，虚则补之，热则疾之，寒则留之，陷下则灸之，不盛不虚，以经取之。盛者，人迎大一倍于寸口，虚者，人迎反小于寸口也。

胆足少阳之脉……是动则病口苦，善太息，心胁痛，不能转侧，甚则面微有尘，体无膏泽，足外反热，是为阳厥。是主骨所生病者……为此诸病，盛则泻之，虚则补之，热则疾之，寒则留之，陷下则灸之，不盛不虚，以经取之。盛者，人迎大一倍于寸口，虚者，人迎反小于寸口也。

肝足厥阴之脉……是动则病腰痛不可以俛仰，丈夫㿗疝，妇人少腹肿，甚则嗌干，面尘，脱色。是主肝所生病者……为此诸病，盛则泻之，虚则补之，热则疾之，寒则留之，陷下则灸之，不盛不虚，以经取之。盛者，寸口大一倍于人迎，虚者，寸口反小于人迎也。

按：《经脉》篇所论述的脉诊方法却是清清楚楚人迎与寸口互比，但是恰恰就是在这里让人难以把握和运用，二者的动脉粗细本就不同，互比盛衰的几倍是难以让人做到心中有数。

四时气第十九

持气口人迎以视其脉，坚且盛且滑者，病日进，脉软者，病将下，诸经实者，病三日已。气口候阴，人迎候阳也

按：此处脉象的变化是自比而言。

禁服第四十八

黄帝曰：寸口主中，人迎主外，两者相应，俱往俱来，若引绳大小齐等。春夏人迎微大，秋冬寸口微大，如是者，名曰平人。

按：以上所言应该是人迎与寸口互比，"两者相应，俱往俱来，若引绳大小齐等"对此应该说的很明白。

人迎大一倍于寸口，病在足少阳，一倍而躁，在手少阳。人迎二倍，病在足太阳，二倍而躁，病在手太阳。人迎三倍，病在足阳明，三倍而躁，病在手阳明……人迎四倍者，且大且数，名曰溢阳，溢阳为外格，死不治。必审按其本末，察其寒热，以验其脏腑之病。

寸口大于人迎一倍，病在足厥阴，一倍而躁，在手心主。寸口二倍，病在足少阴，二倍而躁，在手少阳。寸口三倍，病在足太阴，三倍而躁，在手太阴……寸口四倍者，名曰内关，内关者，且大且数，死不治。必审察其本末之寒温，以验其脏腑之病。

按：以上所言应该是指人迎寸口互比而言，"人迎大一倍于寸口""寸口大于人迎一倍"就很能说明这个问题。

五色第四十九

黄帝曰：经脉十二，而手太阴、足少阴、阳明独动不休，何也？岐伯曰：足阳明胃脉也。胃为五脏六腑之海，其清气上注于肺，肺气从太阴而行之，其行也，以息往来，故人一呼脉再动，一吸脉亦再动，呼吸不已，故动而不止。黄帝曰：足之阳明何因而动？岐伯曰：胃气上注于肺，其悍气上冲头者，循咽，上走空窍，循眼系，入络脑，出顑，下客主人，循牙车，合阳明，并下人迎，此胃气别走阳明者也。故阴阳、上下其动也若一。故阳病而阳脉小者为逆，阴病而阴脉大者为逆。故阴阳俱静俱动，若引绳，相倾者病。

按：此论应该是明确指出了人迎脉就是指颈旁动脉而言，决不是左为人迎右为气口。

脉 象 篇

第十九论　脉象之"象"

　　我们学习中医首先要学习藏"象"理论，诊断还要学脉"象"，对藏象的描述也是让人如在云里雾里，不似现代医学之解剖明白显然，而对脉象的描述一些大医感慨说"脉候幽微，苦其难别，意之所解，口莫能宣"；"持脉之道，非言可传，非图可状"，而学脉者更是"心中易了，指下难明"。其实我们诊脉的过程是"象"思维的过程，其结果更是一种"意中之象"，一些大医也感慨说"医者意也"，所以我们有必要对"意·象"进一步理解。

　　"意象"作为心理学概念，它依赖于感官对外在事物的感知。而对意象的论述则以文艺界的论述多见。

　　英国批评家科莫德认为"意象"是作家想象力创造的主体意念与感觉形式的有机复合体。

　　美国文艺理论家苏珊·朗格说："艺术品作为一个整体来说，就是情感的意象。""这是一种非理性的和不可用言语表达的意象，一种诉诸于直接知觉的意象，一种充满了情感生命和富有个性的意象，一种诉诸于感受的活的东西。"苏珊·朗格在这里对意象的内涵做了系统的解说，其要点是：①意象是个整体，意象中每一个成分都和整体联系在一起。②意象中充满情感和生命。它与形象的内容不同，它所表现的东西，我们不是称它为"意义"，而是称为"意味"。③意象是富有个性的"活的东西"，是一种生命形式。④文学意象是通过语言媒介物化的形式，是一种艺术符号。由此可知，意象即是指能独立表现情感的形象结构（陈涛老师《文字意象论》）。换言之，即作者意中之象，是寄寓作者的独特理解和特定感情的事物和景物，是作者表达思想、抒发感情的载体。

我们对脉象的观察更像读一篇文学作品，要读出"象"中所表达的"情感"、"生命"、"意味"、"活的东西"。也就是说，脉就是一个"活生生的人"。而就一个处方来讲它就是医生的态度和认识的意象。处方是他意象的载体。

另外还需要理解意象与形象的关系，为了更好地理解，我们先看看下面一个相关例子：

世上有"斗牛"这么一幅名画，两头牛的尾巴翘起，有人认为这名画有个缺点，这就是姿势不对，尾巴应该夹起来，尾巴翘起来那是要拉屎了。

为什么有这种看法呢？原来，观众看画是用形象观来看问题的，而画家则是根据意象观来看问题的。尾巴向上，这是一种力，一种向上升的力，这种力把"斗"的精神显示出来了。

画中的斗牛则是融入了作者自己思想感情的象，是意中之象，它已经远远超过了现实生活中的斗牛，即意象。

脉象融进了患者生命信息，是活生生的东西。把脉就像对艺术作品的鉴赏，作为鉴赏人就必须有极高的鉴赏能力。

脉象是有多种要素也即形象构成的，这些要素不是孤立存在的，我们还可以从文学角度的意象加以理解，譬如说"鸡声茅店月，人迹板桥霜。"这是温庭筠《高山早行》中的意象。我们在分析时，多以为这句诗中包括了"鸡声"、"茅店"、"残月"、"人迹"、"板桥"和"晨霜"这六个意象要素，共同构成了作者的"意中之象"。我们还可以去分析马致远《天净沙·秋思》，同样如此。我们在临床上如果看到一个患者"脉体大"，"来盛去衰"，"脉位浮"，"脉体长"，四个要素"大""长""浮""盛"自然就会有一种"阳热亢盛"的感觉。我们还联想到我们中医的处方，每味中药都是一个意象要素，组合起来就表达了医者的一种"意中之象"。比如医圣张仲景的麻黄汤，其中麻黄节节相连有似人体的四肢，桂枝更像人的双手在上，杏仁两半有阴阳之象，亦有肺之象，甘草极味甘，象中和，四药相合以治肢体"头项强痛而恶寒"。

对"象"的应用应该说在《易经》中就已广泛应用，我们可从名词和动词两个方面去理解和分析。

作为名词的"象"，有两重涵义：一指事物之象，二指符号之象。

1. 事物之象指事物可以感知的现象，包括肉眼可以看见的物象和虽肉眼无法看见但可以感知的物象，如物象、事象、有形之象、具体之现象；《周易·系辞》说："见乃谓之象，形乃谓之器。""在天成象，在地成形。"事物之象是可"见"的，有"形"的，也就是所说的形象。

2. 符号之象指模拟事物的抽象符号。包括卦象、爻象、五行象、河洛数之象。《周易·系辞传》说："夫象，圣人有以见天下之赜，而拟诸其形容，象其物宜，是故谓之象。"这些抽象的符号表示宇宙自然万事万物所表现的形象和量度（包括一切表现形式和数量次序关系）。符号之象是以卦象、爻数为代表包括各种阐释《周易》的符号、数量和图式，是从宇宙自然一切有形现象和度量次序关系中高度抽象概括出来又可模拟、象征、推演宇宙万事万物的符号数量模型。又称"象数"。"象数"的"数"实质上也是一种特殊的"象"，"象数"可表示一切有形的东西和虽无形但可感的东西。

符号之象与事物之象之间有密切关系，符号之象是事物之象的表现方式，事物之象是符号之象所象征、比拟的对象；符号之象来源于事物之象，事物之象表述于符号之象。

符号之象实际上就是一种"意象"。《周易·系辞传》说："立象以尽意，设卦以尽情伪。"《庄子·天道》说："意之所随者，不可以言传。"所谓"意象"就是经过人为抽象、体悟而提炼出来的带有感性形象的概念或意义符号。就"象"与"意"的关系而言，意为象之本，象为意之用；象从意，意主象。意象（象数）是用符号表示的，是一种固定的不可更改的程式或模型，它本身的稳定性是与它的权威性和普遍性分不开的，这是在后世的不断解读中形成和赋予的。

经上所论述，古人所总结出来的 26 种脉象我们应该理解成是一种意中之象，所以说"脉候幽微，苦其难别，意之所解，口莫能宣"。

动词之"象"实际上就是指意象思维方法，中华民族的意象思维在古代得到特别的发展而早熟，意象思维做为中国传统思维方式的重要内容之一，与西方人重抽象思维的倾向形成反差。《周易》意象思维渗透到《内经》中，成为中医学思维方式的主要内容之一。从本质上说，"象"思维方法是一种模型思维方法。中医采用据"象"归类、取"象"比类的整体、动态思维方法。中医以"象"建构了天人相合相应、人的各部分之间相合相应的理论体系，因为这种"象"已超出了具体的物象、事象，而成为功能、关系、动态之"意象"，已经从客观事物的形象中超越出来，所以取象才可以不断扩展，没有范围限制。而由静态之"象"到动态之"象"，又使得无序的世界有序化，使得人体与宇宙的关系有序化。中医的藏象理论和经络系统就是意象思维的产物。

为了初学者能够很容易的学会诊脉，把握脉象，我们在岐轩脉法中先把脉之形象分解成可以很容易把握的形象要素，然后对不同形象要素特征赋予了"气"、"升降出入"、"阴阳"、"五行"的"意"和"内涵"，所以有后篇专讲"脉象剖析法阴阳"之论。

通过以上的论述我们应该认识到把脉的过程其实也就是一种意象思维过程，所以要认真的理解"象"的内涵，学会意象思维，在临床诊脉过程中才能游刃有余。

第二十论 《内经》认识脉象的法宝
——脉象剖析法阴阳

在《内经》之脉诊中，诊脉主要是侧重于脉理和诊法，而脉象是在其次。叔和《脉经》兵燹之余，无复睹其全本，五代至今，脉诀迭出，尽失《灵》《素》《难经》原旨，古代名医柯琴云："自有《脉经》以来，诸家继起，各以脉名取胜，泛而不切，漫无指归。夫在诊法取其约，于脉名取其繁，此仲景所云，驰竞浮华，不固根本者是也。仲景立法，只在脉之体用上推求，不在脉之名目上分疏。"

不可否认，历代医家的诊脉感悟在临床上有着很高的价值，关键是如何继承，如果不能洞彻脉理，为诊脉打下很好的理论基础，一开始就深入到脉象中去势必会造成欲速而不达，南辕北辙之状。一些大医也在感慨"脉候幽微，苦其难别，意之所解，口莫能宣"；"持脉之道，非言可传，非图可状"，"若窥深渊而迎浮云"，作为还没有精通脉理初学者，我想那绝不是"心中易了，指下难明"那么简单。

在真正理解了《内经》中所阐释的诊脉理法后，我们可以把前人留下来的脉象经验当做临床实战的演习，这样一来精通诊脉就不是可望而不可及的事情了。从后面的《内经》脉语集萃中我们可以看出《内经》对脉象的把握始终不离阴阳。

我们根据近年来人们对脉象的要素分析和把握，结合《内经》脉理，把脉象化整为零，然后再化零为整的整合出各类脉象。

各医家对脉象要素的归类各不相同，有归为七类者，如李士懋教授主编的《脉学心悟》，有归为八类者，如费兆馥教授主编的《中国脉诊研究》，也有归纳为九类的，如李景唐的《中医脉象客观描述和检测的可能性及中医脉象图谱的设计》。不管怎样分类，总之，诊察脉象首先要从"脉"的活动空间，作为"血府"的脉（管）的自身状态，血府中的"血"和促使血在血府中运动的"气"四个方面考虑。

我们为了能按照《内经》辨阴阳和气机"升降出入"运动相结合的方便，从以上四个方面考虑把要素归为七类。

我们认为脉象的构成要素主要从七个方面去分析，即脉位，脉之形体，脉中之"气"，脉中之"血"，脉幅，脉率，脉律。对每一个方面我们都要按阴阳的思维法则去分析，并结合气机的升降出入变化在脉象上的体现，这样就能准确地把握脉象。只有这样，在诊脉过程中才能全面准确地抓住重点，层次分明，有条不紊。也只有这样，在临床的诊脉实践过程中，医师之间才能轻而易举的取得相同结论，而不是每个医师得出的结论都不一样，所得结论主观性太强。

脉象剖析的过程其实就是临证诊脉思维的重要中间过程，在学习脉诊中是不可缺少的必由之路，所以在学习脉诊过程中练习写出一篇合格的关于脉诊的说明文是必不可少的。这篇说明文当然要从七诊及脉象七要素去剖析描述。

第一辨　脉位阴阳

一般人们认为脉位就是浮沉，其实这不够全面，我们要诊察的脉的活动范围不仅于此。

"器者，生化之宇也"，"器散则生化之机息"，第一步辨脉位阴阳就是要对我们要诊察的"器"进行定位。这一步至关重要，在《四言举要》中明确提出"上下左右，与浮中沉，七诊推寻"，就指明了这一点。当然与脉位相对应的主要脉象就是"浮沉"。浮沉主要体现的是气机的出入运动。

第二辨　脉形体阴阳

1. 脉的长短，在岐轩脉法中主要诊察人体气机的升降，所对应的主要是长脉和短脉。其具体辨别方法是：按划分"三关"的理论，寸口脉的长短以"一寸九分"为正常。在这种理论指导下，若寸口脉超过"一寸九分"，寸、尺两端过于本位，则为长脉。若寸口脉达不到"一寸九分"，寸、尺两端不及本位，则为短脉。这也是独取寸口脉法的特殊规定，虽有一定指导意义，但可灵活掌握。

2. 脉的大小（粗细），在岐轩脉法中，他们一起表达人体气机的出入（聚散）运动。脉体大是因为气的出的运动太过，脉体细小是因为气机收敛太过之故。

3. 脉的起伏，起伏是指脉在寸关尺三部的浮中沉这个范围内的走行，如山脉之起伏，它表达气机在人体内升降出入的整体态势。这一点在岐轩脉法中对把握人体整体状态至关重要。

4. 脉的缓急（脉体紧张度），脉者，壅遏营气令无所避，脉体的紧张度是对人体气机升降出入的重要调节，一般来说脉象急为有寒，缓为有热，这符合热胀冷缩的规律。在脉象上主要辨别弦脉、紧脉和缓脉。其具体方法是：若只是脉体张力增强，按之如弓弦状，为弦脉。若脉体"紧张"或"拘急"，按之"左右弹人手"或如"切绳状"，为紧脉。若脉体"舒缓"或"缓纵"，按之有脉体"张力"或"弹性"低下的指感特征，为缓脉。

第三辨　脉中"气"之阴阳

脉搏波动的有力无力全赖于气的盛衰，脉搏有力为阳，无力为阴。这对辨别气的虚实很关键，有力为气足，无力即为气不足。

第四辨　脉中"血"之阴阳

脉为血府，血液（水分）充足脉体才会充实，血液（水分）欠缺，脉体可显空虚之象，或细或涩。

第五辨　脉幅（来去）阴阳

脉之来去的幅度由两方面决定，脉体地紧张度，再就是"气"

的鼓动力度，主要观察气机出入状态，如来盛去衰，幅度太大，表明气的出入运动太过，幅度小则表明气机出入不畅。

第六辨　脉率（快慢）阴阳

脉率有徐疾之别。疾者，儿童为吉。病脉之疾，可因邪迫，气血奔涌而脉疾；亦可因正气虚衰，气血惶张，奋力鼓搏以自救，致脉亦疾。脉徐者，可因气血为邪气所缚，不得畅达而行徐；亦可因气血虚衰，无力畅达而行徐。

第七辨　脉律

脉搏跳动的规律性就是指在一定时间段内，一般脉五十动的时间为准，脉搏是否发生变化。在临床上常会有这种情况，初持脉时的脉象过一会儿就发生了变化，过一会儿又变回来，或变革成其他脉象，不一定是脉搏的中止才叫脉律发生了变化。当然现行的教科书皆以促结代来代表脉律变化，这只是特殊情况而已，以此代表全部则有失偏颇。把握脉律的变化在诊脉时是非常重要的，但自古以来很多医家对此都有一定争议。

在诊脉过程中，我们基本上是按着这种方法去分析患者气机的运动变化的，当然在临床过程中可以这么说脉是千变万化，但总不出这七个方面的分析。对于古人留下的宝贵经验，加以分析，继承和利用，临证必然处处贯通矣。

第二十一论　浮脉辨

一、脉象的诸家论述

《内经》云：春日浮，如鱼游在波，夏日在肤，泛泛乎万物有余。如微风吹鸟背上毛，厌厌聂聂，如循榆荚。

《脉经》云：浮脉，举之有余，按之不足。

《难经》云：浮者，脉在肉上行也。

《诊宗三昧》云：浮脉者，下指即显浮象，按之稍减而不空，举之泛泛而流利。

《脉诀汇辨》云：如水中漂木，虽按之使沉，亦将随手而起。

《诸脉条辨》云：脉有素浮素沉之体，故浮无定候，以初到脉上为候。

《濒湖脉学》体状诗，浮脉惟从肉上行，如循榆荚似毛轻，三秋得令知无恙，久病逢之却可惊。相类诗：浮如木在水中浮，浮大中空乃是芤，拍拍而浮是洪脉，来时虽盛去悠悠。浮脉轻平似捻葱，虚来迟大豁然空，浮而柔细方为濡，散似杨花无定踪。

二、脉象要素评议

浮脉，是临床最常用的脉象。既可为常脉，也可为病脉。它只反映脉位变化，以"脉位浅在"为构成条件，除此之外，不含其他因素，属单因素脉象。其指感特征是"举之有余，按之不足"。

在深入讨论之前，我们首先讨论一下诊法，目前，很多人对"举之有余，按之不足"的认识并不够深刻，由于受现代一些书籍的提法如"浮取""沉取"的影响，就简单得将"举之有余，按之不足"理解成"浮取""沉取"。在岐轩脉法的"手法法阴阳"中也仔细讲明了这一点。沉取、浮取与古脉法举（浮）之，按（沉）之之义实大不相同。从语法分析，沉取浮取的浮沉是副词，来修饰动词"取"，表明取的状态，浮（举）之、沉（按）之的浮（举）、沉（按）是动词表示对脉（之）发出的动作。故在古脉法中，诊脉时医者是在"举（浮）"的动作过程中，体会脉搏的变化（气之来），在"按（沉）"的动作过程中体会脉搏的变化（气之去）。并非将手置于沉部不动感觉脉搏的变化。此即《内经》中"知内者，按而纪之，知外者终而始之，（此六者持脉之大法也）"之本义，我们可以把它也称为"持脉轻重法"。详细方法可去参阅《脉经》卷一，持脉轻重法第六：脉有轻重，何谓也？初持脉如三菽之重，与皮毛相得者，肺部也。如六菽之重，与血脉相得者，心部也。如九菽之重，与肌肉相得者，脾部也。如十二菽之重，与筋平者，肝部也。按之至骨，举之来疾者，肾部也。故曰轻重也。另外也说明一点，指力的加减以一菽的重量为单位。

故据《脉经》的说法，凡寸口脉在"一至七菽"之间，皆是浮脉。用"持脉轻重法"辨别浮脉，是将寸口部位"按之至骨"的实际深度划分为十五个层次，即十五菽。以中间三层为"中"，则一至七层之间为"浮"。这是非常准确的辨别方法。

浮脉为常用的纲领脉之一，它既是具有独立意义的单因素脉象，又可以作为其他脉象的构成条件。在浮脉的基础上，再加有关因素，可以派生、衍化一系列与脉位"浮"相关的脉象，比如，濡脉、浮滑、浮数、浮缓等，因此，掌握浮脉的脉形规范及其辨别方法非常重要。近代脉书习惯把"举之有余，按之不足"理解成"浮取有余沉取不足"作为辨别浮脉的依据。实事求是地说，这种方法虽然可行，但不能辨别准确的脉位变化。若详细分辨浮脉的界限及其程度，应该使用"持脉轻重法"。

《脉经》所说的"举"和"按"，是相对于脉体而言的，并不是靠"浮取"和"沉取"辨别浮脉，这是必须明确的问题。这是因为，举和按，是诊脉的基本手法，必须说清什么是举？什么是按？举和按是干什么用的？

按"持脉轻重法"的操作规范，临诊时，触及脉体以后，再对脉体进行按压，称为"按"。经过按压以后，减轻按压的指力，回复刚触及脉体时的指力，称为"举"。所以，"举"和"按"是针对脉体而言的。否则，就不可能体会出"有余"和"不足"的指感特征。所谓"有余"和"不足"，是对脉体进行"举"和"按"过程中体会出来的。这也才是《内经》"知内者，按而纪之，知外者终而始之"中"纪"的根本意义所在。也有人用"指压——指感趋势曲线图"来表示，也是很贴切的。

另外各医家对浮脉的描述也是存在区别的，《脉经》指脉之来势明显上扬而言，若以脉力与指力曲线图当如是。而《素问》所描述的如微风吹鸟背上毛则是从另外角度言之，秋天天气变凉阳气收敛，然仍有余气浮越于外之象，故而才会有太过则中坚旁虚之语，而其他医家所说的浮脉唯从肉上行，就又是一种情况了，我们可以将这三种脉象同称为浮脉，但临床中必须仔细区别，因为所主邪气性质并不相同。

三、辨证论治的意义

岐轩脉法中对浮脉在临床中的意义主要是把握人体气机"升降出入"运动中"出"的运动，凡是浮脉，气的出运动为太过，入运动为不及，治疗最后的结果主要观察脉象是否恢复到"不浮不沉"的状态，即阴出阳入运动的最佳状态"阴平阳秘"。

当然首先我们还要分析是什么原因，导致了这种脉象变化，第一，邪气居表，正气抗邪，故显脉浮。第二，热盛于内，气出于外，故脉浮。第三，里虚者，相对则外盛，故脉浮。第四，内寒者，阳不能入而格居，故脉浮。这些因素完全可以根据兼脉准确区别。我们不主张单纯的根据脉象就直接说什么"头痛"啊，"腹胀"啊，首先应该是确定病机。

曾诊一男，年五十余，怕热异常，至冬尤穿单衣，加衣则心慌烦乱，痛苦异常，心电图示：房颤。曾于某省级医院住院，输液川芎嗪等愈重，一医以活血化瘀重镇治法治之亦甚，诊其脉浮大，至数不定，舌红有裂纹。此阴虚无以敛阳，虚阳外越所致，予一贯煎加山萸肉、五味子等数剂，衣渐加而至正常，脉敛至数亦如常，唯自述紧张时偶有脉搏散乱至数不定，上方继服，二十余剂而安。

第二十二论　沉脉辨

一、脉象的诸家论述

《内经》云：冬日在骨蛰虫周密，君子居室，又冬脉者，肾也。北方水也，万物之所以含藏也，故其气来沉以搏，故曰营，反此者病。

《脉经》云：举之不足，按之有余。

《脉诀》云：沉行筋骨，如石沉水。

《脉诀刊误》云：轻手于皮肤之间不可得，徐按至肌肉中部间应指，又按到筋下部乃有力。

《脉诀汇辨》云：非重按不可得，又深深下沉之势。

《诊宗三昧》云：轻取不应，重按乃得，举之减少，更按益力，纵之不即应指。

《濒湖脉学》云：体状诗，水行润下脉来沉，筋骨之间要滑匀，女子寸兮男子尺，四时如此号为平。相类诗，沉帮筋骨自调匀，伏则推筋着骨寻，沉细如绵真弱脉，弦长实大是牢形。

二、脉象要素评议

沉脉，古亦称"石""营"脉，也是临床常用脉象。沉脉与浮脉正相反，以脉位"深"在为构成条件，除此之外，不含其他因素，属单因素脉象，是常用的纲领脉。其指感特征是"举之不足，按之有余"。

沉脉既可作为其他脉象的构成条件，也可与其他脉象相兼。在沉脉的基础上，再加有关因素，可以派生、衍化一系列与脉位"沉"相关的脉象，比如，弱脉、沉滑、沉数、沉迟等。用"持脉轻重法"辨别沉脉很简单，可参照浮脉的辨别方法。凡寸口脉在"十至十五菽之间"，都是沉脉。其中，第"十五菽"相当于"按之至骨"的程度，这是沉脉的最大限度。若超过这种限度，则是伏脉。

根据《脉经》"持脉轻重法"的基本原理，脉位变化可分四类：一是浮脉，二是不浮不沉之脉，三是沉脉，四是伏脉。这四种脉象，概括了基本的脉位变化。在诊疗实践中，脉位的变化虽然错综复杂，但总起来说不外乎这四种脉象，赵绍琴教授也曾说过：测脉定位当以浮、中、按、沉四部来分，以更好地定表、里，定功能与实质。以浮部定表分，中以及按偏里，按属里，沉则为深层极里。也可以说浮脉主表、沉脉主里，中与按皆为半表半里。温病的卫、气、营、血四个阶段，可以用浮中按沉来划分。总之，浮、中主功能方面疾病，而按与沉主实质性的疾病。又如新病与久病，气病与血病，外感与内伤等，都能用浮中按沉四部辨别清楚。在金伟所著的《我的脉学探索》也是按着"浅中深底"四分法来区分，总之对脉位的把握按四分法是最切合临床实际的。

因此浮脉、不浮不沉之脉、沉脉和伏脉这四种脉象再加上"上下左右"可以概括临床错综复杂的脉位变化，真正认识"器"中的气机变化。

还有一点是值得注意的就是我们讲的浮沉脉都是以《脉经》所言为准，而有些医家所讲与此有些区别，目前我们一般以脉位和脉势的浮沉加以区别。对于沉脉我们还可以参研"指压——指感趋势曲线图"。

三、辨证论治的意义

脉何以沉？因气血不能外达以鼓荡、充盈血脉，故脉沉。在气机的升降出入中主要体现气的出运动不足而入运动太过。气血何以不得外达或内收太过？无非三类原因：一类是阳、气虚衰，气血无力外达致脉沉；一类是邪气阻遏，气血外达之路窒塞不畅，亦可致脉沉；一类是情志不调可使脉沉。

（一）阳、气虚脉沉

阳主动，可推动激发全身之机能。阳虚无力推动激发气血循行，脉乃沉。气为橐籥，鼓荡血脉。气虚则无力鼓荡，故脉沉。气虚不能生血而血虚者，血少不足以充盈血脉，亦致脉沉。阴赖阳生，阳虚阴亏者，血脉失于充盈，脉亦可沉。

当临床见到沉而无力的脉象时，病的性质属虚无疑。但究竟判断为阳虚，还是气虚、兼血虚，还是兼阴虚，这就要结合沉脉的兼脉及望闻问三诊来综合分析判断。阳虚者，脉沉迟无力，伴畏寒肢冷、舌淡苔滑的寒象。气虚者，脉沉无力，伴有气短、无力等虚象。血虚者，脉沉细无力，伴面色无华、心悸、舌淡嫩等症。阴虚者，脉沉细而数，伴虚热、舌红少苔等症。

这与正虚可致脉浮，岂不矛盾？非也。正虚脉可沉可浮，取决于正虚的程度与方式。阳虚者，虽虚但不甚重时，脉可沉而无力；若阳虚者，导致阴阳格拒时，阳气外脱，脉可由沉而无力转为虚大、洪数、浮散等。若阳虚进一步加重，连浮越之力亦丧失时，则脉可由浮大转为沉而微细欲绝，或脉绝。气虚不甚重时，脉不任重按，或按之无力。若气虚而贼火内炽，则气血因贼火之迫激而外浮，可见洪大虚数之脉。气极虚时，脉可浮散，亦可转为沉而微细欲绝。因血为气之母，故血虚时，往往伴有不同程度的气虚。气血不足，无力鼓荡血脉，而脉沉细无力。若血虚不能内守，气失依恋，则气浮于外而脉虚大。尤其当血暴脱时，气乃外越，出现虚大芤革等脉象。阴虚者，若阳气尚未浮越时，脉象多呈沉细数。若阴虚较重，阴不敛阳而阳越，则脉浮大洪数，或阴竭于下而阳越于上，呈阳旺阴弱之脉。所以，同为正虚，脉可沉亦可浮，乃取决于正虚程度及方式。

（二）邪气阻遏脉沉

阴邪阻遏可致脉沉：

阴邪袭于肌表者，以阴邪其性凝泣收引，腠理闭郁，经脉不畅，气血不能外达，故脉不仅不浮，反而见沉。如《四诊抉微》云："表寒重者，阳气不能外达，脉必先见沉紧。"又云："岂有寒闭腠理，营卫两郁，脉有不见沉者乎。"

这种推理似乎与浮脉主表，表证脉浮，六淫外袭，脉皆当浮的观点有矛盾。实际临床中又是如何呢？李士懋教授在《脉学心悟》对此有着精辟的阐释。他认为：临证既久，悉心体察，发现表证初起，脉竟多不浮，反以沉者为多见。固然，正虚外感之人，脉可不浮；然素体健壮者，外感初起脉亦多不浮，究其原委，盖因邪气闭郁使然。新感温病初起，邪袭肺卫，脉本当浮。以温邪为阳邪，阳主动，又外袭卫分，脉本当浮。但征之临床，发现温病初起，脉亦多不浮，反而以沉为多见。何以温病初起脉亦多沉？因温邪上受，首先犯肺，肺气膹郁，气机不畅。温邪蕴阻于肺而为热，卫阳不宣而恶寒，气血不得外达而脉沉。故虽为温病初起，脉沉之理释然也。由此可知，沉脉主表。当然，并非表证不见脉浮。当外邪化热，热郁而伸时，鼓荡气血外达，脉方见浮。若热势进一步亢盛，则气血为热所迫而外涌，脉不仅浮，且呈洪数之象。此时已由太阳传入阳明，或由卫分传入气分。浮脉主表，似乎成为千古不易之定论。所以脉浮与否，成为判断表证有无的主要依据。但通过上述论证，当知表证初起脉并不浮。那么表证当如何判断呢？判断表证有无的主要标志当是"恶风寒"，有一分恶寒有一分表。当然，热郁、阳虚皆可恶寒，但与表证之恶风寒有别。表证之恶风寒，尚须具备以下特点：第一，发病初起即有恶风寒；第二，恶寒与发热并见；第三，表证不解，则恶风寒不除；第四，发热恶风寒的同时，伴有头身痛、鼻塞咳嗽等证。有符合上述特征的恶风寒，就有表证存在；无此特征的恶风寒，就无表证。所以，表证存在与否，不以脉浮沉为据。

痰饮、湿浊、瘀血、食滞、水蓄、积聚、腑实等诸多有形之邪，皆可阻滞气机、气血不畅、脉道不利而脉沉：

由于阻滞的邪气不同，阻闭程度相殊，沉脉可兼滑、弦、细、软、涩、实、结、躁，甚至脉伏、脉厥。因皆属邪实，故皆沉而有力，盖气机不得出散于外，而必郁而化热成火郁也。

（三）情志不调，可致脉沉

肝主升发，郁怒者，气不得生脉必沉，恐则气下，恐惧之后其气不升脉可见沉，思则气结，而气不得升降，亦可见脉沉。曾有一牙痛患者，无红肿热痛，服药罔效，诊其脉，沉，询之得知患者前几日与爱人吵架，此后出现牙痛，故断为肝气郁结，气机闭塞而致，故取太冲内关，一次即愈。

第二十三论　数脉辨

一、脉象的诸家论述

《素问》云：脉流薄急。人一呼脉三动，一吸脉三动而躁。

《脉经》云：一息常数六至。

二、脉象要素评议

数脉是单因素脉象，只反映脉的至数比正常快，除此之外，不含其他条件。凡一息六至或六至以上，皆为数脉。脉的"至数"达到"一息六至"或超过"一息六至"给人的指感特点"来去急促"。所以辨别数脉，只需测定脉的至数即可。一般认为，正常脉的至数是一息四、五至之间。这是辨别数脉的依据和界限。《脉经》一息常数六至，这似乎给人一种数脉的死规定一样，其实数脉可以有程度上的不同和可容许的变化规范。即：凡一息六至或六至以上者，皆为数脉。《脉经》也另有夹行小字说："一曰一息六七至。"这夹行小字是否为《脉经》原文无据可知，重要的是，这夹行小字可以反映数脉不是固定不变的至数，所以，数脉有比较具体的指标，是很容易辨别的脉象。

《内经》记载了正常脉的至数并对脉的频率做了规定。如《素问·平人气象论》说："人一呼脉再动，一吸脉亦再动，呼吸定息，脉五动，闰以太息，命曰平人。平人者不病也。常以不病调病人，医不病，故为病人平息以调之为法。"由此可见，《内经》是以一息四、五至为正常至数，这是符合实际情况的。所以，历代以来，都是以一息四、五至为正常脉的至数。如《难经》说："脉来一呼再至，一吸再至，不大不小，曰平。一呼三至，一吸三至，为适得病。"所谓"一呼再至、一吸再至"，是说一呼一吸脉四至。所谓"一呼三至、一吸三至"，是说一呼一吸脉六至。这说明，《难经》以一呼一吸脉四至为平人脉的最低至数，以一呼一吸脉六至为适得病的病脉。一呼一吸四五至，则是正常至数可容许的变化范围。明确了正常脉的至数和所容许的变化范围，就等于明确了数脉的构成条件。因此，数脉的具体指标很容易掌握。另外我们现在都知道人每分钟的呼吸频率是 16～20 次/分钟，我们用一呼吸四至乘以每分钟的呼吸次数 16 得最低值 64 次，用一呼吸五至乘以每分钟呼吸次数 20 得 100，由此得出的结果是每分钟正常的心率大概在 64～100 次之间。我们现在也恰好都知道，人的正常心率是 60～100 次/分钟。

数脉是常用的纲领脉。不含至数变化以外的其他条件，属单因素脉象，但可以是其他脉象的构成条件。比如，促脉就兼"数"的条件。并且，数脉常与其他不发生冲突的脉象相兼。比如，浮数、沉数、弦数、滑数、洪数、细数等。在与这些脉象相兼出现时，数脉的至数可以有程度上的不同。

另外需要注意的是《内经》说："脉流薄急。"《脉经》说："数脉，去来促急。"这是数脉的指下形状和指感特征，并不是数脉的具体指标。但也有医家以为只要符合了这种特征就是数脉，《金匮要略·胸痹》说："寸口脉沉而迟，关上小紧数。"寸迟当为一息三至，关数当一息六至。寸关尺本一脉相贯，一气而动，三部脉率应是相等的，不可能出现各部至数不一的情况。我们的认识是这样，在脉的每次来去过程中可以出现急促和迟缓的感觉，但至数却可以没有大的波动，"寸口脉沉而迟"其实是指脉象每搏的来势困难，由于胸中闭塞，气机向上的运动受阻，而郁在中焦，故而可显关上急促，故言"关上小紧数"。

所以对于古人所言之脉象，切不可同一而视之，所言皆浮而非一浮，所言皆涩而非一涩，所言皆数绝非一数，学习脉诊如果只在脉象里打圈圈，若要混沌初开那可是太困难了。

三、辨证论治的意义

（一）热盛脉数

阳热亢盛而脉数者，可见于六气化火、五志化火，以及痰饮、湿浊、瘀血、食积等蕴而化火，致阳热亢盛。热盛，则搏击气血，气血行速而脉来疾迫致脉数。

由于引起阳热亢盛的原因不同，所以数的兼脉也不同。气郁化火者，脉多沉数，或沉弦而躁数。外感六淫化热者，脉多洪数，或沉实而数。痰、食蕴久化热，脉多滑数。湿邪蕴而化热，脉多濡数。当然，除兼脉不同外，其他症状和体征亦各有特点，当相互参照，以资鉴别。这类数脉，皆属实热，当数而有力，治当以凉泻为主。

（二）正虚脉数

正虚，包括阴阳气血的虚衰，皆可致数。

阴虚脉数：阴虚不能制阳，则阳相对亢盛，鼓荡气血，脉流薄疾而脉数。此数，多见细数。若阴虚不能内守而阳气浮越者，脉可浮数而大，但不任重按。

阳虚、气虚、血虚者，脉皆可数：因正气虚衰，气血张惶，奋力鼓搏以自救，致脉来急迫，且愈虚愈数，愈数愈虚。此数也，或沉细而数，或浮大而数，然必皆按之无力，治当温补。

第二十四论　迟脉辨

一、脉象的诸家论述

《脉经》云：呼吸三至，去来极迟。

二、脉象要素评议

迟脉与数脉正相反，是脉的至数不及正常，除此之外，不含其他条件，属单因素脉象。凡一息三至或不足三至者，都是迟脉。《脉经》说："迟脉，呼吸三至，去来极迟。"这是将"呼吸三至"做为迟脉的基本条件，并用"去来极迟"表达脉的"来去"也是极其艰难和迟缓。

由于古代医家以"呼吸定息"测定脉的至数，迟脉又是在至数减少的方向延伸，所以，迟脉可容许的变化范围很小；它只能再包括一呼一吸二至、一呼一吸一至或一呼一吸不足一至。从临床实践看，古代医家将迟脉的基本条件规定为"一息三至"，是比较合理的。在实际操作过程中，一呼一吸三至以下的脉象，可用计时法测定脉的至数，便于掌握迟脉的变化程度。按计时法算，"一呼一吸三至"的脉象，约每分钟50次，与现代医学的"窦缓"接近。所以，凡每分钟50次或低于50次的心率，都是迟脉。这与中医理论并不相悖。

脉的至数变化虽然复杂，但总的说可分三类：一是正常脉象的至数，二是数脉，三是迟脉。这三种脉象，可以概括临床错综复杂的"至数"变化。

当然在学习迟脉时也会遇到像数脉那样的问题，也就是在《金匮要略·胸痹》"寸口脉沉而迟，关上小紧数"里出现的用脉的至数来理解迟数的矛盾。所以也有医家认为迟脉的确定，应以脉象为据，而不重在至数。脉的每次搏动，来去皆迟慢，不论至数为三至、四至乃至五至，皆曰迟。

三、辨证论治的意义

脉迟，缘于气血运行迟滞，致使脉之来去皆迟慢。导致气血运行迟滞的原因，不外正气虚衰，气血不振；或邪气阻遏，气血不得畅达。综合前面的数脉，我们还可以这样理解，迟脉表明气血在人体内流动甚慢，一般是阳气虚衰，鼓动无力，如老人之蹒跚，亦或阴寒阻滞运行不畅，如道路荆棘，行人迟缓。数脉与迟脉互为阴阳，譬如一个国家外敌入侵或发生突发事件后，国家会快速反应启动应急预案进行应对。也就是说人体气血快速运行以达到补充供给充分抗邪之目的，但长此下去必然会耗散阴精由阳转阴，故曰壮火食气，若体制不够完善，国力不足，无力应付，就会消极等待。在治疗之时我们要审时度势恰如其分的进行扶抑，过抑之则病邪不去，扶之会耗伤阴血。

（一）正气虚衰　气血不振

正气虚衰，包括阴阳气血的虚衰，皆可令气血不振，运行不畅而脉迟。

阳虚脉迟：阳虚不能温煦、推荡气血运行；阴寒内盛，又使气血凝泣不行，故脉来去迟慢。凡肾阳虚、脾阳虚、心阳虚、肝阳虚者，皆可令脉迟。此迟，当沉而无力。

气虚脉迟：气虚，无力鼓动血脉，率血而行，致脉来去迟慢。此迟，必迟而无力。

血虚脉迟：血虚，不能充盈血脉，脉道枯而涩滞不利，故脉来去皆迟慢。如《伤寒论》50条："假令尺中迟者，不可发汗，何以知然，以荣气不足，血少故也。"但一般血虚脉迟都兼有气虚的表现。

阳虚、气虚、血虚，皆可致脉迟而无力。其鉴别之点在于：阳虚者，伴畏寒肢冷、舌体淡胖等症；气虚者，伴气短无力症，而寒象不著；血虚者，伴面色无华、心悸、舌淡、脉迟无力而兼细。

（二）邪气阻遏　气血不畅

六淫外客，气血痰食等，皆可阻滞血脉令脉迟。

寒邪所客：寒为阴邪，其性收引凝泣，气血不得畅达而脉迟。如《金匮要略·痉证》中有载："太阳病，其证备，身体强，几几然，然脉反沉迟。"既为太阳证，脉本当浮，何以反见沉迟？乃风寒之邪客于血脉，气血不得畅达而脉迟。

痰饮、瘀血、食积阻滞气机，气血不得畅达，亦可致脉迟。

（三）七情所伤　气机郁滞

气机郁滞，气血不能畅达，致令脉迟。

当然我们学习前人论述的时候一定要区别所言的脉象真实所指，在《伤寒论》中所指的迟除至数外还有来去困难的意思，只要记住这一点才能很好的领会前人的真实意图。如《伤寒论》208条："阳明病脉迟……大承气汤主之。"热壅于内，一方面可阻遏气机，使气血不得畅达而脉迟，另一方面，热邪耗伤阴液，血液稠浊而行迟，这里其实"迟"是指脉来困难，并非指至数而言。

第二十五论　动脉辨

一、脉象的诸家论述

《伤寒论》云：若数脉见于关上，上下无头无尾，如豆大，厥厥动摇者名曰动也。又曰：阴阳相搏，名曰动。阳动则汗出。阴动则发热。

何梦瑶曰：数而跳突为动，乃跳动之动，大惊多见之。

成无己曰：阴阳相搏，则虚者动。故阳虚则阳动，阴虚则阴动。

庞安常曰：关前三分为阳。后三分为阴。关位半阴半阳。故动随虚见。

二、脉象要素评议

动脉是一个复合脉象，从脉所处的部位上看它主要处在关部，凸起如豆，由于无头无尾独居关部，不见于寸尺，自然给人一种脉位偏浮的感觉，脉体大小无明显异常，略频数，综合起来其要素：①脉率略快。②脉位浮，多见于关上。③来去急促。④脉体短。也可独见于它部，即成无己曰：阴阳相搏，则虚者动。故阳虚则阳动，阴虚则阴动。

也有医家还认为动脉也可不独见，如《脉经》说："左手寸口脉偏动，乍大乍小不齐，从寸口至关，关至尺，三部之位，处处动摇各异不同，其人病仲夏得之此脉，桃花落而死。"也就是说可同时见于三部，但以"处处动摇各异不同"而论却也是独见。另外还需要与短脉相鉴别，短脉决不会"厥厥动摇"。

动脉也可兼它脉，动脉滑而兼紧，为太过，动脉散而圆坚，有形无力为不及。

目前还有现代医家认为动脉是单因素脉象，其实质是非窦性心律的脉形，除此之外，不含其他条件，是唯一一个对非窦性心律脉形进行诊察的脉象。此论有一定见地，但却不能概括阐释阴阳气血的升降出入运动的规律。

三、辨证论治的意义

我们从阴阳气机的角度看动脉是气机升降逆乱，阴阳相搏于某处。是对"惊则气乱"的准确形象的体现。我们可以用心体会一下在受惊吓时即时的人体反映，那是一种突然的浑身一紧的收缩状态，是一种应激状态，气在当时的运动特点是突然的向中回收，只入不出，以至于不升不降，搏结于中，气血回收不充于四肢肌肉，故可见心惊肉跳而四肢无力。

其所昭示的意义可从以下几个方面考虑：

（一）阴虚阳搏

阴虚则不能制阳，阳动而搏击于脉可见凸起如豆，厥厥动摇。

《内经》曰："阴虚阳搏谓之崩。"即是可导致出血的意思。仲景说："阳动则发热。"实也是阴虚发热。

（二）阳亢搏阴

阳热亢奋，搏于阴分，阴血被激荡涌动而见脉动，阴尚不虚故可见汗出，故仲景谓"阳动则汗出"。

（三）惊则气乱

阴阳升降失其常度，搏于中故可见关上厥厥动摇。

（四）瘀血痰饮为气流冲击可见动脉

此也是阳来搏阴的一种表现，不过此阴非阴血而是瘀血和痰饮。体现一种正气抗邪的特点，与痰饮蓄血之滑脉仍有不同，在这里有正气蓄积愤然而动之象。临床可见胸痹和痰喘患者。

第二十六论　结脉辨

一、脉象的诸家论述

《脉经》云：往来缓，时一止复来。

《难经·十八难》云：脉来去时一止，无常数名曰结也。

《诊家正眼》云：迟滞中时见一止。

《诊宗三昧》云：指下迟缓中频见歇止而稍缓复来。

仲景云：累累如循长竿，曰阴结；蔼蔼如车盖，曰阳结。历经又有如麻子。动摇旋引旋收。聚散不常者曰结。主死。

二、脉象要素评议

一般对结脉的主流认识认为它是单因素脉象，主要反映脉的节律失常，以脉"歇止"或"止"为构成条件，除此之外，不含其他因素。所谓"歇止"或"止"与今所谓的"间歇"类似，相当于现代医学的"窦性"停搏。

在常用脉象当中，以脉"间歇"为构成条件的脉象共三种：一是结脉，二是促脉。三是代脉，其区别是：促脉是"数"而"时一止"，"止"数不多。结脉不必兼"数"，"止"数可多可少。代脉是止有定数。在正常心律的基础上，凡有"间歇"，即是结脉。若在"数"脉基础上出现"间歇"，则为促脉。歇止有规律则是代脉，三者同中有异，不能混淆。

若脉动五十次偶尔"间歇"一次，且无其他不适，可不按病脉论。"间歇"次数越多，所主病证越重。结脉的实际意义，主要诊察脉的"间歇"及其程度。

其实对于结脉的认识还有这种看法，《难经》说："结者，脉来去时一止，无常数，名曰结也。"应该这样理解，"止"应该是来去过程中也即一搏过程中的突然停止，并不是"间歇"和"停搏"，《伤寒杂病论》说："脉来缓，时一止复来者，名曰结。"也应该是指脉搏起又回，停止搏起的意思，《脉经》说："结脉，往来缓，时一止复来。"在夹行小子中又解释说："按之来缓，时一止者名结阳，初来动止，更来小数，不能自还，举之则动名结阴。"就已经说得非常明白，"止"的特征就是脉体搏起过程中的停"止"，是在举按过程中的变化。决非是少了一个完整的搏动。

所以，我们在学习古人脉诊经验时绝不能单纯根据脉象名称就想当然的认为都是在说同一种脉象，而去理解脉象所主病机特征。盖所言皆"结"，而非一结。

三、辨证论治的意义

结脉主要是表明气机的升降出入运动过程不能接续，停止之象。原因主要分为三类，邪实阻滞，正气虚微，七情郁结。

气血凝滞、老痰内结、宿食停滞、症瘕积聚、疝痛气块。《伤寒溯源集》云："结者，邪结也，脉来停止，歇止之名，绳之有结也，凡物之贯于绳上者，与结必碍，虽流走之甚者，亦必稍有逗留乃得过也，此因气血虚涩，邪气间停于经脉之间尔。"

正气危亡，脉道不续。《伤寒溯源集》云："虚衰则气力短浅，间隔则经络阻碍，故不得快于流行而止歇也。"一般会出现心悸、惊恐、梦遗、亡精。器质性心脏病如风湿性心脏病会出现类似脉象。

七情郁结肝气不舒，和久思不得其解，均可令气血郁结不畅而出现结脉。

第二十七论　促脉辨

一、脉象的诸家论述

《伤寒论·平脉法》云：脉来去数，时一止复来者，名曰促。

《脉经》云：促脉，来去数时，一止复来。

二、脉象要素评议

促脉是具有复合因素的脉象，以"数"和"时一止"为构成条件，其基本特征是在"数"脉的基础上又出现"时一止"的变化。

古文献中最早提出"促"的记载，见于《素问·平人气象论》"寸口脉中手促上击者，曰肩背痛"。所谓"促上击"，是脉来急促并向鱼际上窜的一种特殊脉形，所以有的脉书认为有两种促脉，还有的脉书就以"促上击"之脉为促脉。所以研究学习古人有关的脉学论著一定要搞清楚脉象真正所指，才能真正理解脉象所主病机的论述，否则张冠李戴，怎么才能理解和继承古人的经验呢。

真正提出促脉的是在《伤寒杂病论》，其次是《脉经》。《伤寒论·平脉法》说："脉来去数，时一止复来者，名曰促。"意思是说，在"数"脉的基础上，再兼"时一止"，名为促脉。《脉经》对促脉的解释，仍尊《伤寒论》原意，只是文字更简练说："促脉，来去数，时一止复来。"显然，两家之说完全一致。据考证，从《脉经》以后，促脉即成为脉诊的常用脉象。"促上击"的脉形虽有记载，但没专用脉名，不属常用脉象。所以，二者不能混淆，不能互相替代。但是《伤寒论》所言"数"我们敢肯定它不一定是指脉率，《金匮要略》"寸口脉沉而迟，关上小紧数"足可以证明这一点。

所以看到古人提到促脉我们应该多想一下是指脉率快而时一止、脉来去急促而一止、脉来促上击三种的哪一种。

三、辨证论治的意义

脉何以数中时一止？《诊家正眼》中有一段比较精辟的解释："促脉之故，得于脏气乖违者，十之六七；得于真元衰惫者，十之二三。或因气滞，或因血凝，或因痰停，或因食壅，或外因六气，或内因七情，皆能阻遏其运行之机，故虽当往来急数之时，忽见一止耳。"《伤寒论》349条："伤寒脉促，手足厥逆可灸之。"第34条之葛根黄芩黄连汤证，其脉促，乃热遏所致。《濒湖脉学》曰："一有留滞，脉必见止也。"所以综合前人的经验可以归纳为：①元气虚惫②邪实阻遏③火壅而促④七情郁结。对于这些复合因素的脉象一般我们是采用要素分解逐个分析病机，这样才会全面。对于促脉不可仅凭一个促就决定了一切，还要看脉搏的力度，脉位，脉体紧张度等。方可万全而毫无遗漏。

第二十八论　代脉辨

一、脉象的诸家论述

《脉经》云：代脉，来数中止，不能自还，因而复动，脉结者生，代者死。

《伤寒杂病论》云：脉来动而中止，不能自还，因而复动，名曰代，阴也。

二、脉象要素评议

现代教科书对代脉的解释是："脉来一止，止有定数，良久复来。"很明显，这是将"有规律的间歇"作为代脉的构成条件，若是这样这种脉象自然是非常容易把握的。所以表面上代脉的脉象特征应该是没有什么争议的。而实际情况却是自古医家对代脉的争议非常的大。

"代"的本意是更代的意思，如《素问·宣明五气》说："脾脉代者，谓胃气随四时而更，此四时之代也。"这说明，《内经》所说的"代"，只反映脉的更代，不是脉"间歇"。

《灵枢·根结》说："五十动而不一代，以为常也。"并说："四十动一代者一脏无气，三十动一代者二脏无气，二十动一代者三脏无气，十动一代者四脏无气，不满十动一代者五脏无气。"这是针对气血昼夜运行"五十周身"而言的。古代医家将人体气血昼夜运行五十周身称为"五十营"，对此，《灵枢·五十营》有详细解释，如："人经脉上下，左右，前后二十八脉，周身十六丈二尺……人一呼，脉再动，气行三寸，一吸脉亦再动，气行三寸，呼吸定息，气行六寸……二百七十息气行十六丈二尺，气行交通于中一周于身……一万三千五百息，气行五十营与身。"这是古代医家用二十八经阐释气血运行的基本理论，受天文学的影响很深。古人认为，天有二十八宿，人有二十八脉（即二十八经），日行二十八宿为一昼夜，气血运行二十八经为一周身。二十八经总长度为十六丈二尺。一呼一吸为一息，一息气血运行六寸。二百七十息气血运行十六丈二尺，为一周到身。一昼夜共一万三千五百息，气血运行五十周，称为"五十营"。所谓"五十动而不一代，以为常也"，就是按这种方式计算得来的。比如，若脉动五十次而不更代一经，说明气血在二十八经的运行正常。若脉动不满五十次就更代一经，说明气血运行不正常。由此说明，所谓"四十动一代"、"三十动一代"、"二十动一代"等，都是指脉的更代，而不是说脉"间歇"。这是因为，气血运行于二十八经，绝不是每"间歇"一次才更代一"经"，而是循环交替，周流不息。因此，不能将"一代"认为是"一止"。脉象随四时季节发生相应变化，也是脉的更代。比如，春显弦象、夏显洪象、秋显浮象、冬显沉象，这种循环交替过程，由弦脉更代为洪脉、洪脉更代为浮脉、浮脉更代为沉脉、沉脉再更代为弦脉，即脉的更代顺序。古人认为，脉象随"四时"发生相应变化，是脾脏的生理功能，故曰"脾脉代"。对此，在《最新实用诊脉法》中也有较深刻的论述。

近代著名医家李士懋在《脉学心悟》中从脉象主病对代脉提出质疑，他说：代脉，除孕及暴病外，皆认为代为脏气衰败，主死脉。可是临床见许多止有定数的脉，即使是二联律、三联律，亦未必死，而且很多都可经治疗而消除。根据这个临床事实，必然出现两个问题：一是假如代脉为止有定数的脉，这个前提是正确的，那么，称代为死脉就不正确，因止有定数的脉象并非死脉。二是假如代为死脉这个前提是正确的，那么代脉的特征就不是动而中止，止有定数。他认为后者正确，代脉确属脏气衰败的死脉，但其脉象的特征却非止有定数。

对代脉进行明确地解释，最早见于《伤寒杂病论》，如："脉来动而中止，不能自还，因而复动，名曰代，阴也。"其中，"脉来动而中止"，是脉的节律失常。也许从此代的本意就逐渐淡化，

《脉经》中对代脉的描述是："代脉，来数中止，不能自还，因而复动，脉结者生，代者死。"可以看出，《脉经》对代脉的解释与《伤寒论·太阳下篇》基本一致。所谓"来数中止"，也是节律失常的脉象。所谓"不能自还，因而复动"之说，与仲景之说完全相同。

张景岳对此做了有利的反驳，他说："凡见忽大忽小，乍迟乍数，倏而变更不常者，均为之代。"王叔和云：代脉来数中止，不能自还，脉代者死。自后以此相传，遂失代之真义。《脉诀条辨》也有类似张景岳的说法曰："若脉平匀，而忽强忽弱者，乃形体之代。"又曰："脉无定候，更变不常，则均为之代。"

本来看似简单的一种脉象也是如此复杂，所以我们还是强调学习脉诊首先要最简单的诊法下手，才不至于总是在脉象里转圈圈，不能很快切入临床，让脉诊发挥它应有的重要作用。

三、辨证论治的意义

代脉可分为生理之代、病理之代、正气衰败之死代三种。

（一）生理之代

作为一个相对独立的个体，要生存就必须能适应人体外的环境变化，这就是适者生存，所以随着外界环境的变化，人体必需作出相应的调整。比如脉象随四时季节发生相应变化，春显弦象、夏显洪象、秋显浮象、冬显沉象，这种循环交替过程，由弦脉更代为洪脉、洪脉更代为浮脉、浮脉更代为沉脉、沉脉再更代为弦脉，即脉的更代顺序。古人认为，脉象随"四时"发生相应变化，是脾脏的生理功能，故曰"脾脉代"。这与古人认为土居四季之末有一定关系。

另外，气血五十营一周身，脉五十动亦周一身，所以每个周期之间的更代，亦属于正常的更代，《灵枢·根结》篇曰："五十动而不一代者，以为常也，以知五脏之期。"

孕脉三月而代，此因胎儿发育，气血相对出现不足，故脉代。随着胎儿的生长，母体自身必须不断做出调整，以适应胎儿的生长，调整之后又恢复正常，也就是说除了支持婴儿的生长同时也必须保持自身的阴阳平衡。

（二）病理之代

病理之代，一般指暴病而言。如果疾病来得突然，人体还未做出相应大的调整，以适应人体内环境的巨大变化，可出现代脉。滑伯仁曰："有病而气血乍损，只为病脉。"《四言举要》云："霍乱之候，脉代勿讶。"气血津液乍损，一时不能相继而出现代脉。此代非脏气衰败之死代。

（三）脏衰死代

久病之人，元气衰败者，脏真受损。人体已经很难调整适应以达到相对的基本平衡，必代以真脏脉而至，故《素问·平人气象论》曰："但代无胃、曰死。"此为死代。

《濒湖脉学》曰："五十不止身无病、四十一止一脏绝，四年之后多亡命……两动一止三四日。"可以看出李时珍是继承了以有规律的歇止来定代脉，并未继承《内经》"代"之本意，《脉诀汇辨》中亦辨之说："夫人岂有一脏既绝，尚活四年！"

第二十九论　缓脉辨

一、脉象的诸家论述

《脉经》云：去来小驶于迟。一息四至。

戴同父：如丝在经，不卷其轴。应指和缓，往来甚匀。

张太素：如初春杨柳舞风之象。

杨玄和：如微风轻飐柳梢。

滑伯仁：缓脉在卦为坤。在时为四季，在人为脾。阳寸阴尺，上下同等。浮大而耎，无有偏胜者，平脉也。若非其时，即为有病。缓而和匀，不浮不沉，不疾不徐，不微不弱者，即为胃气。

杜光庭云：欲知死期何以取，古贤推定五般土，阳土须知不遇阴，阴土遇阴当细数。详《玉函经》。

二、脉象要素评议

《脉经》以后的书籍，特别是近代脉书，对缓脉的解释，将脉的至数作为缓脉的主要构成条件，还有认为，缓脉是"一息四至、不浮不沉、不大不小"等多方面条件构成的，把它当作是正常平人的脉象。

缓脉之名最早见于《内经》，在《灵枢·邪气脏腑病形》说："调其脉之缓急、小大、滑涩，而病变定矣。"，可以看出"缓"是与

"急"脉相对而言的。不仅如此，滑脉与涩脉，小脉与大脉都是互相对应的脉名，在性质上正相反。又说："脉急者，尺之皮肤亦急；脉缓者，尺之皮肤亦缓。"这更可以看出缓急就是指的紧张度而言。到张仲景的时代人们还是把缓急当作单一脉象要素去应用，比如，《伤寒杂病论》以缓脉为太阳中风表虚证的纲领脉，以紧脉为太阳伤寒表实证的纲领脉，其中，缓脉与紧脉即互相对应。王叔和在《脉经》中为制定脉名脉形的规范，将急脉和紧脉合并，不再用急脉之名，缓脉则描述成去来小驶于迟，自此缓紧脉象即已失去了《内经》辨脉的简明直接的特色，后人欲其明而反晦。

我们主张把缓脉把当作单一因素脉象去应用，这样更切合临床，把它理解成以脉体"张力"或"弹性"低下为构成条件，其实质是脉体"柔软、舒缓"或"缓纵"，除此之外，不含其他条件。缓脉的实际意义，应该是对脉体"张力"或"弹性"低下的程度进行诊察。其指感特征是脉体"柔软"、"舒缓"或"缓纵"。

《脉经》所言"去来小驶于迟"的表达方法难理解，是否是后人对缓脉的解释有失误呢？而由此导致，在理论上所说的缓脉，与其实际应用相脱节。其实在《脉经》的序言里也说到这个问题"以缓为迟，则危殆立至。"好像也是要指缓脉不可单以至数而定。

也有后世医家把缓脉定为平人脉象，可能与胃气有关，《三指禅》中就专以缓脉为尺以度诸不平之脉，若此则缓脉要素就不是简单的只是脉体的紧张度了，为了对古人的经验有所继承，我们分析一下缓为平人脉象的诸要素：①脉率不快不慢一息四至。如《脉经》言：去来小驶于迟。戴氏言：一息四至。②来去甚均。如张太素言如丝在经，不卷其轴，应指和缓，往来甚匀。③脉体柔和如杨柳枝。杨玄和言如初春杨柳舞风之象。滑伯仁言如微风轻飐柳梢。④脉形上下同等。⑤脉位不浮不沉。⑥脉力不大不小。如《玉函经》言缓脉在卦为坤，在时为四季，在人为脾。阳寸阴尺，上下同等，浮大而耎，无有偏胜者。平脉也。（此即言④也）若非其时，即为有病。

缓而和匀，不浮不沉，（此即言⑤也）不疾不徐，不微不弱者（此即言⑥也），即为胃气。故杜光庭云：欲知死期何以取。古贤推定五般土。阳土须知不遇阴。阴土遇阴当细数。

所以见到古人谈到缓脉一定要先明确他真实所指，再去看古人对病机的分析，方可不误。

三、辨证论治的意义

我们在这里主要讨论缓的主病意义，侧重在脉体的舒缓上。脉体舒缓形成的原因有三种：热盛脉缓、湿气浸淫、气虚而受风。

（一）热盛脉缓

热胀冷缩，是一个常识，所以热盛可使得脉体弛纵，而见脉缓，《灵枢》中的"缓者多热，急者多寒"即是此意，热盛可迫激血脉而见缓大。《伤寒论》第278条："伤寒脉浮而缓，手足自温者，系在太阴……以脾家实。"张景岳说："缓而滑大者多实热"。武当山道教协会道医祝华英在《黄帝内经十二经揭秘与应用》中对此有着深刻体会和阐释。可参见下面的"缓脉典故"。

（二）湿气浸淫

湿性黏腻而濡，浸淫脉体，可令脉体紧张度下降，湿为阴邪易伤阳气，阳气受损，鼓动无力，脉体难以充实而有足够张力，而显缓象。

（三）气虚受风

风性开泄，易袭阳位，所以太阳受风，卫气受伤，而随风气浮越于外，不能卫外而为固也，营阴不固而渗淫于外，脉体因而舒缓，结合上面的分析我们也可以更深刻的理解风湿的相互关系。

附：缓脉典故

作者：祝华英

谈到缓脉，借此讲我误解"缓脉"的故事。说出来虽属无知可笑，也许借鉴真实的物理能有益于脉理。

初习医时，由于从事农活，常借耕锄之隙学习，既没上医校，又未拜师，加之文化知识有限，学脉理时，对《灵枢》中诊察"缓脉"的误会，却是在犁地时始明其理。因脉学中有迟脉一息三至主寒，数脉一息六至主热，这两种相对的脉象道理甚明。《灵枢》言："缓脉多热"，由于开始学医，认识肤浅，自以为缓脉的"缓"定与迟脉的"迟"字是同义词，为何却说迟有寒而缓脉又多热呢？就这个疑问一直存于大脑，日夜思考不得其解。

有一天秋播耕地收工，便将犁地的工具置于田野而牵牛归家，当日晚上风雨交加降了数阵大雨，次日天气晴朗，我又牵牛去耕地，依旧将耕牛套上轭头绳子内，却发现粗绳子缩短了七八寸，（因寒湿雨水入浸所致）随手即将粗绳放长七八寸驱牛耕地，对这种日常遇见的事物也未介意。

将近中午，太阳当空，气温高升，此时见耕牛犁地十分吃力，才发现粗绳上的雨水亦被阳光晒干，其粗绳已变得松缓弛长了。

在停牛收绳的瞬间，突然醒悟到《灵枢》中的"缓者多热，急者多寒"之故，亦是热张冷缩之理。这一深刻的启发成为我后来治病诊断寒热的依据。

由于脉现不迟不数的寒热甚多，就需用紧缓脉象来分辨寒热，故能辨证明确，今特将此过程叙出，愿同行亦能受益。

第三十论　紧脉辨

一、脉象的诸家论述

《脉经》云：数如切绳状。

丹溪云：如纫箄线。

《诊家正眼》云：紧脉有力，左右弹人，如绞转索，如切绳。

《三指禅》云：紧脉弹人手，形如转索然，热为寒所束，温散药居先。

二、脉象要素评议

在《内经》中多处提到了"紧"，但没记载紧脉的脉形规范。《素问·示从容论》说："切脉浮大而紧。"《灵枢·禁服论》说："紧为痛痹。"《素问·平人气象论》说："盛而紧曰胀。"《素问·五色》说："切其脉口，滑小紧以沉者，病益甚，在中。"在这诸篇中，"紧"应该理解成是对脉体紧张度的描述，《素问·五色》中又云："人迎盛坚者，伤于寒，气口盛坚者，伤于食。"这个坚同紧一样有类似之处是描述脉体紧张度的。

至于脉的"左右弹手"《素问·五脏生成》有这样一种记载："青脉之至也，长而左右弹，有积气在心下支胠，名曰肝痹。"有人把这段文字理解成是对紧脉的形象描述，其实未必。但这句话却是对脉"长而左右弹"的病理意义的最佳诠释。也就是说积气在心下，升降出入不能，而左右攻冲，故而脉显"左右弹"。

所以从《内经》的角度而言，紧是单因素脉象，其实质是脉体"紧张"或"拘急"的表现，只反映脉体"紧张"或"拘急"的程度，除此之外，不含其他因素。如果紧脉真的是"长而左右弹"，则只需言紧可也。在临床上，以现在所说的"紧脉有力，左右弹人，如绞转索，如切绳。"那么势必会忽略更多的脉中对"寒气"的体现。

在《伤寒杂病论》，紧脉备受重视。它是"外感伤寒表实证"的纲领性脉象。从《脉经》起，紧脉被确定为常用脉象之一。这说明，紧脉的诊断作用非常重要。古代医家在长期医疗实践逐渐认识到了紧脉的诊断作用和实用价值。在《伤寒杂病论》，紧脉不仅多见，而且非常重要。伤寒"脉浮紧"，是一个非常重要的辨证依据，对伤寒表实证具有非常重要的诊断意义。如《伤寒论》说："太阳病，或以发热，或未发热，必恶寒，体痛，呕逆，脉阴阳俱紧者，名为伤寒。"这是太阳伤寒表实证的脉证提纲，以紧脉为表实证的纲领脉象。《伤寒论》和《金匮要略》都有紧脉的记载，并且论述了紧脉的脉形。如《伤寒论·辨脉法》说："紧脉者，如转索无常也。"单凭这句话好像是医圣仲景明确了紧脉是"转索无常"，但《金匮要略》中又说："紧脉如转索无常者，有宿食也。"仔细品味这又好像在说"如转索无常"是紧脉中的一种表现。它只是热为寒束，热预外越而寒阻之，寒预内敛而热博之的正邪交争之象，阳气欲出而受阻，故阳气向左右运动的一种情况而已。故李时珍也解释说：紧乃热为寒束之脉，故急数如此，要有神气。仲景言"紧脉者，如转索无常也。"只是用典型的状态借以描述一般罢了。《伤寒论》283条："病人脉阴阳俱紧，反汗出者，亡阳也，此属少阴。"《伤寒论》67条："伤寒若吐若下后，心下逆满，气上冲胸，起则头眩，脉沉紧，发汗则动经，身为振振摇者，茯苓桂枝白术甘草汤主之。"《伤寒论》86条："衄家，不可发汗，汗出必额上陷，脉急紧，直视不能目旬，不得眠。"若一概以为"紧脉有力，左右弹人，如绞转索，如切绳"，也即以为其挺劲、有力、弦强，那么上面三种情况决不会出现"紧脉"。若因邪实、寒盛者，固可挺劲、有力、弦强；若因阳虚而阴盛、正气虚衰乃至亡阳者，脉当紧而无力。综上所述，紧脉就要理解成脉体的紧张度高，就可以了。

在《内经》中涉及脉体紧张度高的用词主要有"数、急、紧、促、坚"，它们之间有联系，也有区别，不可同一视之。

三、辨证论治的意义

紧脉为拘急敛束之象。脉的调和畅达、正常搏动，取决于气血的和调、畅达。当气血为寒束或邪阻，不能调和畅达，则脉失阳气的温煦鼓荡，以及阴血的充盈濡养，脉即拘急敛束，而呈现紧象。如《伤寒论》355条："病人手足厥冷，脉乍紧者，邪结在胸中……当须吐之，宜瓜蒂散。"

若阳气、阴血不足，无力温养濡润，脉亦可拘急而紧。如《伤寒论》283条："病人脉阴阳俱紧，反汗出者，亡阳也，此属少阴。"《伤寒论》86条："衄家，不可发汗，汗出必额上陷，脉急紧，直视不能目旬，不得眠。"《伤寒论》67条："伤寒若吐若下后，心下逆满，气上冲胸，起则头眩，脉沉紧，发汗则动经，身为振振摇者，茯苓桂枝白术甘草汤主之。"

气血为邪气所阻遏，脉失阳气之温煦鼓荡、阴血之充盈濡养，亦可拘急而为紧。如《金匮要略·腹满》云："脉紧如转索无常者，宿食也。"又曰："脉紧，头痛风寒，腹中有宿食不化也。"《金匮要略·腹满》云："脉紧大而迟者，必心下坚。脉大而紧者，阳中有阴，可下之。"《金匮要略·痰饮》云："膈间有支饮，其人喘满，心下痞坚，面色黧黑，其脉沉紧。"《伤寒论》221条："阳明病，脉浮而紧，咽燥口苦，腹满而喘，发热汗出，不恶寒反恶热，身重。"《伤寒论》135条："结胸热实，脉沉而紧。"仲景明确指出热实致紧，可知紧亦主热结。

第三十一论 长脉辨

一、脉象的诸家论述

《诊家正眼》云：长脉迢迢，首尾俱端，直上直下，如循长杆。

吴克潜《诊断学》云：长以形体言，有三部之长，有一部之长，以脉波言，有来去之长。

《黄帝内经·素问》云：如揭长竿末梢。为平。如引绳如循长竿。为病。

二、脉象要素评议

长脉是单因素脉象，以脉体"长"为构成条件，除此之外，不含其他因素。其指感特征是寸、尺两端超过本位。上过于寸，下过于尺。不大不小，不疾不徐，直上直下，名之曰长。若仅上部脉长，名之曰溢，若仅下部脉长，名之曰覆。关脉位居寸尺之间，上则为寸（关脉腕端），下则为尺（关脉肘端），无所谓过于本位，所以关脉无长。

三、辨证论治的意义

我们认为人体的气机升降主要体现在"长"这个象上，脉长足于三部，脉来悠扬而长，说明气机升降通达无碍，气血昌盛之象。强壮高大之人脉可长，春脉可长，以春为阳气升发之时，气张而脉长。肝应于春时，其政舒启，肝之常脉可长，此即《内经》所云"长则气治"。《诊家正眼》曰："长而和缓，即含春生之气，而为健旺之征。"

若仅上部脉长超过寸部，上于鱼际，名之曰溢，说明气机升的太过，如《素问·平人气象论》曰："病肝脉来，盈实而涌，如循长竿，曰肝病。"其症可见头晕、头痛、耳鸣、目眩、胁下胀痛，甚或动风、眩仆等。初学医时曾随师诊数例生气晕厥病人，即现之癔症性晕厥，病人至，师必先带吾等诊脉，每见患者寸脉长过于本位，直入鱼际，师曰：此怒则气升，阳气薄厥故也，每施针于人中、双合谷、甚者加针涌泉，病人辄大哭而醒，须臾，脉平，病人由多人抬进诊室，而轻步出门，令人叹绝。

若仅下部脉长，超过尺部的部位，名之曰覆，说明气机向下运动太过。在临床中我们可以见到各种因素引起人体气机升降的变化，我们以"长则气治"作为尺子，去观察人体升降运动是否平衡，这一点非常关键。另外长为肝木之象，所以有肝主气机之说。

第三十二论　短脉辨

一、脉象的诸家论述

《脉诀》云：短脉，不及本位。

《脉经》云：应指而回不能满部。

《脉诀刊误》云：寸口尺中皆退缩，附近关中见一半，如龟缩头曳尾之状，以其阴阳不及本位故曰短。

戴同父云：短脉只见尺寸。若关中见短。上不通寸，下不通尺，是阴阳绝脉，必死矣。故关不诊短。

黎居士云：长短未有定体。诸脉举按之。附过于本位者为长。不及本位者为短。

二、脉象要素评议

短脉是单因素脉，与长脉相对互为阴阳，在人们眼里短长是最容易把握的了，其实不尽然，若以《脉诀刊误》云："寸口尺中皆退缩，附近关中见一半，如龟缩头曳尾之状，以其阴阳不及本位故曰短。"的论述短只居关部了。实际情况并非如此，短脉可以是寸脉沉缩，尺部正常，也可以是尺部沉缩，而寸脉正常，这三种情况所主病机不同。另外还有轻取脉体寸和/或尺短缩，而沉取脉体满及三部，亦有轻取脉体及于三部，重取而见某部脉体不及本部者。

还有人描述脉象"细迟短涩往来难"这里的短又不相同，它又可以用来指来去之短，也就是脉搏的幅度缩小。长短脉在岐轩脉法里是应用最多的两种脉象，因为《素问·六微旨大论》曰："出入废则神机化灭，升降息则气立孤危。"而用来观察气机升降的最重要的脉象就是长短二脉。

三、辨证论治的意义

我们从气机升降的角度去分析短脉不同的意义。《脉诀刊误》云："寸口尺中皆退缩，附近关中见一半，如龟缩头曳尾之状，以其阴阳不及本位故曰短"的论述多主气机郁结在中而不能升降，若是寸脉沉缩，尺部正常，则表明气机郁结向上运动受阻或无力而不得升。若是尺部沉缩，而寸脉正常，则是表明气机向下运动受阻或无力而不得降。若是轻取脉体寸和/或尺短缩则说明在浅层的气机升降失调，如果是轻取脉体及于三部，重取而见某部脉体不及本部者则表明深层气机升降不调。我们认为所有的疾病都离不开人体气机的升降出入运动的失调，可因外感六淫也可是七情所伤，亦可因于痰饮、食积、瘀血、火郁等邪气壅遏，阻滞气机。

第三十三论　虚脉辨

一、脉象的诸家论述

《脉经》云：虚脉，迟大而软，按之不足，隐指豁豁然空。

《四言脉诀》云：形大力薄，其虚可知。

《濒湖脉学》云：虚大无涯类谷空。

《三指禅》云：虚脉大而松，迟软里少充。

《脉理求真》云：虚则豁然，浮大而软，按之不振，如循鸡羽，久按根底，不乏不散。

杨仁斋言：状似柳絮。散漫而迟。

滑氏言：散大而奭。

张景岳言：凡洪大无神者即阴虚也，细小无神者即阳虚也。

二、脉象要素评议

从《脉经》所云："虚脉，迟大而软，按之不足，隐指豁豁然空。"可以看出虚脉是具有复合因素的脉象，以迟、大、空、软为主要构成条件。其中，脉体"大"是必备条件。从此以后的后世医家多宗此说。我们认为脉象要素是：①脉体大；②鼓动无力；③脉体紧张度小，舒缓。这是阴血不足虚气浮越之象，故多显身热、自汗、骨蒸、腹胀之病象。

其实在《脉经》以前的医家对虚脉的描述，只有一个要素，即按之无力，并不含有浮、迟、大的意思。《素问·示从容论》云："今夫脉浮大虚者，是脾气之外绝。"《素问·刺疟》云："疟证脉大虚。"《素问·五脏生成》云："黄脉之至也，大而虚。"《内经》是把浮、大、缓作为虚脉的兼脉，则知虚脉本身并不具备浮、大、缓的特征。再者，《金匮要略·虚劳》云："夫男子平人，脉大为劳，脉极虚亦为劳。"将虚与大对举并论，则知虚未必大。《金匮要略·血痹》云："脉极虚芤迟。"迟乃虚之兼脉，知迟非虚脉固有之特征。张景岳也说：凡洪大无神者即阴虚也，细小无神者即阳虚也。所以虚脉的主要特征就是按之无力，至于是不是兼浮、迟、大，均不能作为虚脉本身固有的要素。所以研习古人之书，看到"虚"字先要搞清楚虚之所指。

三、辨证论治的意义

虚脉是非常重要的一部脉，正确理解对于临床有很大意义，中医讲八纲辨证就有虚实之分。由于以脉无力定虚实虽然没有错误，但覆盖面很广，所指不够具体，所以在这里我们讨论"虚来迟大豁然空"意义。

脉体大，我们认为它在人体气机的升降出入中主要表明气的出运动太过，入运动不及，迟而无力表明气本身的鼓动力量也不够，脉体软则说明脉对营气的约束作用不够，"脉者，壅遏营气令无所避"也，所以李时珍在《濒湖脉学》中说："脉虚身热为伤暑，自汗怔忡惊悸多，发热阴虚须早治，养营益气莫蹉跎。血不荣心寸口虚，关中腹胀食难舒。骨蒸痿痹伤精血，却在神门两部居。"自汗、发热、骨蒸、腹胀均为气血出运动太过的典型表现。

第三十四论　实脉辨

一、脉象的诸家论述

《脉经》云：大而长，微强按之隐指，愊愊然。

《诊家正眼》云：实脉有力，长大而坚，应指幅幅，三候皆然。

《三指禅》云：实脉大而圆，依稀隐带弦，三焦由热郁，夜静语犹颠。

《濒湖脉学》云：浮沉皆得大而长，应指无虚幅幅强，热蕴三焦成壮火，通肠发汗始安康。

二、脉象要素评议

自《脉经》以后，世人多尊叔和之说，把实脉当作多要素的复合脉象，但在脉象论述上也不尽相同。《脉经》中云"大而长，微强按之隐指，幅幅然。"周学霆的《三指禅》中说"实脉大而圆，依稀隐带弦。"前者"微强"与后者"隐带弦"有着很大区别，其中，"大而长微弦"中"隐带弦"应该是脉体紧张度适中，是体质强壮、正气充实、且有胃气的脉象。"大而长微强"中"微强"，其实质是在脉体"大而长"的基础上而有异常过盛的表现，是病理性脉象，说明病邪亢盛。

另外《诊家正眼》中云："实脉有力，长大而坚，应指幅幅，三候皆然。"《濒湖脉学》中云："浮沉皆得大而长。"也就是无论浮取中取还是沉取都必须是"大而长微强"。但在临床中这只是特殊情况，有些实脉并不很典型，或浮取时不著，而中取、沉取时大而有力；或脉大而有力并不长；或浮中沉皆有力，但不甚大。凡此，皆可称为实脉。所以，实脉的主要特征是大而有力。所以总结实脉要素应该是：①脉体要大而长；②脉壁紧张度要高；③举按皆有力。

其实在《脉经》以前实脉就是个单因素脉象。凡脉来有力即为实脉。《素问·玉机真藏论》云："脉实以坚，谓之益甚。"《金匮要略·血痹虚劳》说："脉数虚者，为肺痿……脉数实者，为肺痈"。所谓"脉数虚"，即数而无力。所谓"脉数实"，即数而有力。除此之外"实"还有充实的意思，比如《素问·刺志论》中说："脉实血实"。又如《伤寒论》369条："伤寒，下利日十余行，脉反实者，死。"下利如此之甚，营阴必损，脉仍然充实，不柔和，脉症相反，故难治，这里的实就是充实，而欠柔和，这说明，《脉经》以前的实脉和虚脉，都是单因素的脉象，主要是指脉的有力无力。

所以在我们学习古人之经验时，一定要分清楚是说那种，真实所指是什么才行。

三、辨证论治的意义

典型的实脉脉体长满三部，满三部则邪满三焦上下，浮沉皆得，则邪充斥内外，愊愊然则主气不得尽出，而为邪所阻，微强则主邪气实为火象。所以内外上下火势炽盛之象，故李时珍说：“热蕴三焦成壮火，通肠发汗始安康。”

第三十五论　芤脉辨

一、脉象的诸家论述

《伤寒杂病论》云：弦则为减，大则为芤。

《千金翼方》云：按之无，举之来，两旁实而中央空，名曰芤。

《脉经》云：浮大而耎。按之中央空。两边实。

《诊家正眼》云：芤乃草名，绝类慈葱，浮沉俱有，中候独空。

《脉诀》云：两头有，中间无。

《脉理求真》云：芤则如指著葱，浮取得上面之葱皮，却显得弦、大；中取减小空中；按之又著下面之葱皮而有根据。

戴同父云：营行脉中，脉以血为形。芤脉中空，脱血之象也。

李东垣云：芤音抠，诀云按之即无，举之即有，两边实，中央空者，名曰芤。

二、脉象要素评议

在《内经》中没有芤脉的记载，虽见于《伤寒杂病论》，但却未很明确的说明，到了王叔和的《脉经》里才见到了明确的描述，他把芤脉描述成"浮大而芤，按之中央空，两边实。"后世医家多宗此说。若以叔和之言则芤脉要素为：①脉位浮；②脉体大；③脉体紧张度很小；④脉体有空虚之象。

虽然王叔和对芤脉进行了规范，但是在"浮大而芤，按之中央空，两边实。"这句话上出现了争议。《脉理求真》对此的理解是："芤则如指著葱，浮取得上面之葱皮，却显得弦、大；中取减小空中；按之又著下面之葱皮而有根据。"这是非常明确地指出"两边实"是"上下"两边。在《脉诀》则解释为"两头有，中间无"。李时珍则讥之说："《脉诀》言：两头有，中间无。是脉断截矣。又言：主淋湿。气入小肠。与失血之候相反。误世不小！"近代医家李士懋在《脉学心悟》中又说："脉之上边，易于触知；脉之中间，搏指已然无力，有中空之感；再按之至沉，只能更加无力或无，何以沉取反能强实搏指，这是不可能的。再者，脉的下边，贴近筋骨，按之较硬，根本无法在沉按较硬的感觉中，分出那个是脉的底边，那个是筋骨。试以葱管置于桌子上，轻按触知葱管上部；重按至桌，板硬之感上，难以分出葱管底部及桌面。两边，应指脉的左右两边。边实中空，是指中取时的感觉，此时上部之脉管已经按下，搏指之力顿减，现中空之感，而左右两边之脉壁抗指之力尚存，因而呈边实中空。"看了这些论述，如何把取"芤脉"，到底以何家为准，让人莫衷一是。

我们再看看《脉经》以前涉及"芤脉"论述，《金匮要略·五脏风寒积聚病》说："肺死脏，浮之虚，按之弱，如葱叶，下无根者死。"这一段描述的脉形，按王叔和之说很可能是芤脉，若是芤脉何不直言其"芤"。《伤寒论》246条："脉浮而芤，浮为阳，芤为阴。"如果浮是芤脉的要素，此处可不言"浮"可也。《金匮要略·虚劳》说："脉极虚芤迟，为清谷亡血失精……脉芤动微紧，男子失精，女子梦交。"其中的"微紧"与《脉经》"芤脉，浮大而芤，按之中央空，两边实"中的"芤"是不可得兼的。《金匮要略·中暍》说：

"太阳中暍，发热恶寒，身重而疼痛，其脉弦细芤迟。"中的"细"与《脉经》所言之"大"又如何得兼。甚至在《脉经》之后的《温病条辨》上焦篇第8条："太阴温病，脉浮大而芤，汗大出，微喘，甚至鼻孔扇者，白虎加人参汤主之。"其中的"浮大"若是芤脉的要素何以又并列而多此一举。

古代名医柯琴曾云："自有《脉经》以来，诸家继起，各以脉名取胜，泛而不切，漫无指归。夫在诊法取其约，于脉名取其繁，此仲景所云，驰竞浮华，不固根本者是也。仲景立法，只在脉之体用上推求，不在脉之名目上分疏。"此言对叔和虽不失偏激，但并非毫无道理，学习脉诊，脉法诊法是根本，如不从根本着手，必是无源之水，无根之木。

三、辨证论治的意义

芤脉的形成，是由于亡血、失精、阴液耗伤，脉道失充而按之中空。气失依恋而外越，故脉浮大中空而为芤。如张景岳云："芤脉为孤阳亡阴之候。为失血脱血，为气无所归，为阳无所附……总属大虚之候。"在临床之中叔和所言的典型芤脉并不多见，即使是大出血病人，失血者出现芤脉，是脉"壅遏营气"的作用失调，表明血管收缩与失血量不协调。失血量过大，血管"空"，血管应随之而收缩，加强"壅遏营气"的作用，若机体失血性调节功能较好，则血管收缩与出血量相适应，故并不见浮大，若迟迟不见适应性的血管收缩，表明失血调节机能已差。

对于芤脉主病有一点是有很大争议的，那就是《脉诀》首先提出芤主瘀血，曰："寸芤积血在胸中，关内逢芤肠里痈。"《诊家枢要》云："右寸芤，胸中积血。"《医学入门》云："芤主瘀血不通。"《濒湖脉学》亦从此说，曰："寸芤积血在于胸。"关于芤主瘀血，很多医家不很赞同，甚至直斥为"邪讹"。李士材就对李时珍从"伪诀"之言深感遗憾，曰："以李时珍之博洽明通，亦祖述其言为主病之歌，岂非千虑之一失乎。"关于这一点其实是非常重要，在临床中常见脉体空虚之人舌质瘀暗的人很多。理解了这一点对临床辨证用药非常有用。

第三十六论 革脉辨

一、脉象的诸家论述

《素问·脉要精微论》云：浑浑革至如涌泉。

《伤寒论·辨脉法》云：脉弦而大，弦则为减，大则为芤，减则为寒，芤则为虚，虚寒相搏，此名为革。

《脉经》云：革脉，有似沉伏，实大而长微弦。另有夹行小字说："《千金翼》以革为牢。"

《濒湖脉学》云：革脉形如按鼓皮，芤弦相合脉寒虚，女人半产并崩漏，男子营虚或梦遗。

二、脉象要素评议

在《黄帝内经》中没有对脉象进行规范，只是在对脉象描述时用到了一些形容词而已，如《素问·脉要精微论》云：浑浑革至如涌泉。后人根据"革"的意义作出了不同的解释。革除了本意"兽皮"外还有变革和"亟""急"的意思，所以才会有对革脉"如按鼓皮""脉来亟亟（急急）""变革、变化"等不同的说法。至于"浑浑革至，如涌泉"（《素问·脉要精微论》）中的"革"是对"至"的形容，理解为鼓皮兽皮都不好，当作变革，也牵强，只能说"脉亟亟（急急）而至"，迅速而"如涌泉"。

到了张仲景时期，革的所指就有了变化，《伤寒论·辨脉法》中云："脉弦而大，弦则为减，大则为芤，减则为寒，芤则为虚，虚寒相搏，此名为革。妇人则半产漏下，男子则亡血失精。"在这里革其实就是"如按鼓皮"的意思。有的医家对此不这么认为，芤脉本是浮大而软，如何与弦紧相兼，所以革应该是指"变化""革变"。这其实关键要看怎么理解什么是芤，前面我们讲过芤脉的认识，也就是说在这里芤不是指的《脉经》以后所指的"浮大而软……"芤只是对脉体空虚的一种形容，不论其大小和脉体软硬。如果就要认为这芤是指"浮大而软……"那么《金匮要略·中暍》："太阳中暍，发热恶寒，身重而疼痛，其脉弦细芤迟"中"细"又如何和"芤"相兼？

王叔和的《脉经》对脉象进行了规范，把革脉当作了一个具体的脉象并规定为"革脉，有似沉伏实，大而长微弦"。另有夹行小字说："《千金翼》以革为牢。"由于受仲景"芤弦合革"和叔和《脉经》对芤脉的规定的影响，而不能融会贯通，以至于李时珍在《濒湖脉学》中说："诸家脉书，皆以为牢脉，故或有革无牢，有牢无革，混淆不辨，不知革浮牢沉，革虚牢实，形证皆异也。"其实这就是对仲景所言之"芤"与叔和所言之"芤"的混淆认识，盖此"芤"非彼"芤"，所以《千金翼》以革为牢并没有错误。这样，革脉又从叔和所言的"有似沉伏实，大而长微弦"变成了现在的"浮大弦空"，不再是"有似沉伏"了。

先人们用同样的词描述了几个不同的事物，或者一个事物用了不同的词去描绘，我们后人必须搞清楚他们的真实所指，明白了不同医家不同时代脉象的真实所指，我们在学习古人所讲医理和病案时才不至于堕入云里雾里。

三、辨证论治的意义

在这里我们按医圣仲景的论述来讨论革脉，《金匮·血痹虚劳》曰："脉弦而大，弦则为减，大则为芤，减则为寒，芤则为虚，虚寒相搏，此名为革。"弦芤相合之脉，中空外急，浮取弦大有力，如按鼓皮，沉取则豁然中空。后世皆宗仲景之说。

革脉何以中空？"妇人则半产漏下，男子则亡血失精"，亡血则阴血不足，血脉失充，脉中无物故尔按之空。精血同源，失精也是如此。革脉何以外急？乃血虚不能内守，阳气奔越于外，搏击血脉，脉乃浮大，人体为了保持阴阳平衡，作出调整，脉体紧缩，以"壅遏营气"，故脉体绷急，或外受寒气、阳虚生寒亦然。气越的原因，主要包括血虚、阴虚、阳虚、血虚，气无所倚而浮越；阴虚则阳气不能内守，阳浮于外；阳虚，阴寒内盛，格阳于外。

第三十七论　洪脉辨

一、脉象的诸家论述

《素问·玉机真脏论》云：夏脉者，心也，南方火也，万物之所以盛长，故其气来盛去衰，故曰钩。

《素问·平人气象论》云：太阳脉至，洪大而长。

《脉经》云：极大在指下。

《濒湖脉学》云：脉来洪盛去还衰，满指滔滔应夏时，若在春秋冬月分，升阳散火莫狐疑。

《脉语·下学》云：洪犹洪水之洪，脉来大而鼓也，若不鼓则脉形虽阔大，不足以言洪，若江河之大若无波涛汹涌，不得谓之洪。

《沈氏尊生书》云：浮而有力为洪。

二、脉象要素评议

用洪来描述脉象首见于《内经》，如《素问·平人气象论》云："太阳脉至，洪大而长。"在这里洪应该是对大的进一步描述，可理解为"极大"，到了王叔和编纂《脉经》则把洪当作一个特定的脉象，并规定为"极大在指下"。后人则常把洪脉与钩脉和大脉相提并论，其实这是有区别的。钩脉主要特征是"来盛去衰"，洪和大接近，和钩有很大区别，如《素问·玉机真脏论》曰："夏脉者，心也，南方火也，万物之所以盛长，故其气来盛去衰，故曰钩。"

　　脉经对洪脉的描述基本遵循《内经》本意，但后人逐渐把钩的含义赋予给了洪脉，李时珍在《濒湖脉学》中总结为"脉来洪盛去还衰，满指滔滔应夏时"，在《脉语·下学》中明确地指出："洪犹洪水之洪，脉来大而鼓也，若不鼓则脉形虽阔大，不足以言洪，若江河之大若无波涛汹涌，不得谓之洪。"现代人多遵循李时珍的描述来认识洪脉。

　　不仅如此，对洪脉还有一些其他不同的论述。《沈氏尊生书》中说："浮而有力为洪。"就是说不管是否脉体极大，是否来盛去衰只要"浮而有力"那就是洪脉。《崔氏脉诀》则说洪脉"大而力健"，不管是否来盛去衰。而《洄溪脉学》又说洪脉是"既大且数也"，所以诸位医家所论所指都有着一定的区别，不可对他们的论述都一概而论。

三、辨证论治的意义

　　脉洪主要体现人体气机升降出入运动的升运动和出运动太过，是阳气弛张的脉象表现。出现这种脉象主要是由外邪入里化热，或五志化火，或痰、湿、食积、瘀血蕴而化热而导致火热炽盛，或阴虚不能敛阳，或阴盛而格阳，气虚而阴火内盛。其中阴火的论述见于《脾胃论》，李杲曰："脾证始得，则气高而喘，身热而烦，其脉洪大而头痛。"这是甘温除大热的典型例证。

第三十八论　散脉辨

一、脉象的诸家论述

　　《脉经》云：散脉大而散，气实血虚，有表无里。

　　《诊家正眼》云：自有渐无之象，亦有散乱不整之象，当浮候之俨然大而成其为脉，及中候之，顿觉无力而减其十之七、八，至沉候之杳然不可得而见矣。

《脉理求真》云：举止散乱，按之无有，或如吹毛，或如散叶，或如羹上肥。

《医述》云：散有二义，一有渐无之义，一散乱不整之象，比如杨花散漫，或至数不齐，或多寡不一，为气殆之候。

《濒湖脉学》云：散似杨花散漫飞，去来无定至难齐，产为生兆胎为堕，久病逢之不必医。

《周氏医学丛书》云：形体宽泛而两边不敛，浑浑不清耳。

二、脉象要素评议

我们的先人在描述脉象时最喜欢用比喻的方法，虽然很形象，但有些却更加含糊晦涩。散似杨花散漫飞、如杨花散漫、如羹上肥、或如吹毛、或如散叶等等的词汇，让人是"心中易了，指下难明"。

其实在《脉经》中已经说得非常清楚了，"散脉大而散，气实血虚，有表无里"，也就是说脉体大，无收敛之势，浮而无根。《诊家正眼》解释的更加清楚："自有渐无之象，亦有散乱不整之象，当浮候之倝然大而成其为脉，及中候之，顿觉无力而减其十之七八，至沉候之杳然不可得而见矣。"总之散脉的主要特征就是"大而散"，其病理特征就是"气实血虚，有表无里"。清代医家周学海对散脉指感特征的解释也很贴切，他说："形体宽泛而两边不敛，浑浑不清耳。"周氏所指是脉体散漫、脉形过于宽泛、脉体与周围组织的界限模糊不清，而不能体察出圆敛的脉体。

但是在《黄帝内经》中出现散脉却是疾病向愈的表现，如《素问·脉要精微论》说："心脉搏而长，当病舌卷不能言，其软而散者，当消环自己。肺脉搏坚而长，当病唾血，其软而散者，当病灌汗，至令不复散发也。"《素问·玉机真脏论》说："秋脉者肺也，西方金也，万物之所以收成也。故其气来，轻虚以浮，来急去散。"《难经》也有类似记载："心肺俱浮，何以别之？然：浮而大散者，心也。浮而短涩者，肺也。"所以这里的"散"决不能理解为《脉经》中所说的"气实血虚,有表无里"。正常的散脉只是表明气机浮散的趋势,决不是浮散无根,决不能超出阴阳平衡可以容许的波动范围。病理性的"散"肯定是已经发展到严重的阴阳不平衡的程度。

由于每个人的临床经验和感受各不相同,对散脉当然也有很多有区别的解释,《医述》说:"散有二义,一有渐无之义,一散乱不整之象,比如杨花散漫,或至数不齐,或多寡不一,为气殆之候。"《诊家正眼》说:"自有渐无之象,亦有散乱不整之象。"李时珍也说:"散似杨花散漫飞,去来无定至难齐。"很明显这些论述又把脉象的"三五不调"之象加进了散脉的特征中。

所以我们只要掌握了脉象的要素分析方法,无论古人怎样理解每种脉象的特征,我们都能理解古人要表达的意思,也就是说每个人可能对每个脉象认识的标准不一样,只要能把握脉象所指,就不会影响我们对古人经验的继承。

三、辨证论治的意义

散脉的形成,是由于气的升降出入聚散运动过程的出散运动太过,气血耗散,浮散于外,故脉随之而显涣散不敛,浮而无根;正气虚极,故极无力,按之则无,漫无根蒂,形成散脉。临产之际,百脉大开,血下,气浮而散,故见散勿惊;新病暑热津气耗散可见散脉,或急剧吐泻、大汗、失血,气骤失依附而浮越,出现散脉;久病正气耗竭,真气极虚浮游于外,可显散脉,已属元气离散的临终状态,势难挽回。

第三十九论　细脉辨

一、脉象的诸家论述

《素问·三部九候论》云:察九候,独大者病,独小者病。

《脉经》云：细脉，小，大于微，常有，但细耳。

《诊家正眼》云：细直而软，累累萦萦，壮如丝线，较显于微。

《诊家枢要》云：细，微渺也，指下寻之，往来微细如线。

《外科精义》云：细脉之诊，按之则萦萦如蜘蛛丝，而欲绝，举之如无而似有，细而微。

《濒湖脉学》云：细来累累细如丝，应指沉沉无绝期，

二、脉象要素评议

细脉应该当作一种单一因素的脉象去应用，仅仅是指脉体粗细。在《黄帝内经》中已经广泛运用，《内经》说："察九候，独大者病，独小者病。"所谓"小"脉，其实就是细脉。《内经》对细脉的记载很多，如"大则病进，细则气少"、"有脉俱沉细者，少阴厥也；沉细数散者，寒热也……诸细而沉者皆在阴"等。这说明，《内经》中，"小脉"和"细脉"是同一种脉象，"小"脉可称"细"脉，"细"脉也称"小"脉，有时还将"细"和"小"合称，即"细小"脉。

王叔和对脉象进行了规范，他在《脉经》中说："细脉，小，大于微，常有，但细耳。"将"细脉"和"小脉"合并，通称"细"脉。所以，从此以后，一般都用"细脉"的名称，而不再称"小"脉为"细小"脉。王叔和所论述的细脉脉体是在正常脉体和"微脉脉体"大小之间。他并没有专门指出"状如丝线""细如丝""应指沉沉""如蜘蛛丝"。李时珍在总结脉象时又加入了"应指沉沉无绝期"，所以后世认为细脉脉位还要沉。

这种脉象的演变其实使得临床应用起来很不方便，以"丝"作为细脉的标准那何时才能碰上一个。如果不是细如丝该叫什么脉呢。

三、辨证论治的意义

大部分医家还是以细脉主虚多见，所以李时珍总结说："细脉萦萦血气衰，诸虚劳损七情乖，若非湿气侵腰肾，即是阳精汗泄来。寸细应知呕吐频，入关腹胀胃虚形，尺逢定是丹田冷，泄痢遗精号

脱阴。"

综合来看，细脉的形成，是由于气血不能充盈鼓搏血脉或邪气阻滞，脉体过渡束敛而致脉细。气机的出入运动明显失衡，其主要是因阴、阳、气、血的虚衰而致细，和七情、六淫、气血痰食壅塞而致细，两种原因可以用有力无力以辨其虚实。

第四十论　微脉辨

一、脉象的诸家论述

《素问》云：谓之小。又曰：气血微则脉微。

《伤寒论·辨脉法》云：脉瞥瞥如羹上肥者阳气微也，脉萦萦如蜘蛛丝者，阴气衰也。

《脉经》云：微脉，极细而耎。或欲绝，若有若无。

《诊家枢要》云：微，不显也。依稀轻微，若有若无。

《脉诀》云：微者阴也，指下寻之，征来极微，冉冉寻之，若有若无。

《诊宗三昧》云：似有若无，欲绝非绝，而按之稍有模糊之状。

《医学入门》云：微似蛛丝容易断。

《医经小学》云：微来如有又如无。

《察病指南》云：指下寻之，若有若无，极细而浮软，片来如秋风吹毛而无力。

《濒湖脉学》云：微脉轻微瀲瀲乎，按之欲绝有如无，微为阳弱细阴弱，细比于微略较粗。

二、脉象要素评议

微脉是具有多因素的脉象，包括三方面的构成条件：①脉体极"细"；②脉体"软"；③脉力极小。《脉经》中说"微脉，极细而耎。

或欲绝，若有若无。"也有人认为只是"细""软"两方面的要素，其实如果脉力不小是决不会"若有若无的"。还有医家认为微脉还要有脉位偏浮的因素，如李时珍说的："微则浮微如欲绝，细来沉细近于微"。但综观前人的论述其主要特征还是基本一致。

另外需要指出的是在《内经》中有多处使用了"微"来描述脉象，决不可以为是《脉经》以后所言的"微脉"。如《平人气象论篇第十八》中云："春胃微弦曰平……长夏胃微软弱曰平……夏胃微钩曰平……秋胃微毛曰平……冬胃微石曰平。"即使是张仲景的《伤寒论》中有时"微"也不可当做"微脉"，他在第二十三条说："太阳病，得之八九日，如疟状，发热恶寒，热多寒少，其人不呕，清便欲自可，一日二三度发，脉微缓者，为欲愈也。"此条所论脉微缓，不可以为是微脉与缓脉相兼，缓脉是有胃气的表现，脉微缓是脉中有胃气来复的征象，故为"欲愈"的表现。

三、辨证论治的意义

如果要讨论脉象主病就必须先搞清楚脉象的具体特征，脉象所指不同，所主病机必然也不同。首先我们先以李时珍《濒湖脉学》所讲的微脉为特征分析它在临床上的意义。

李时珍说："气血微兮脉亦微。"《脉学阐微》曰："微为气血不足，阳气衰微之象。"张景岳亦云："微脉当概作虚治。"脉的搏动，依赖阴血的充盈，阳气的鼓动。气血皆衰，脉失血之充盈而细；脉失气之鼓荡而无力；血虚不能内守，气虚不能固于其位而外越，故脉浮，于是形成浮细无力，按之欲绝之微脉。其气机运行特点是出运动相对入运动过强。故李时珍总结说："恶寒发热汗淋漓，男为劳极诸虚候，女作崩中带下医。寸微气促或心惊，关脉微时胀满形，尺部见之精血弱，恶寒消瘅痛呻吟。"

在《伤寒论》中多处应用到了"微"脉，《伤寒论》286条："少阴病，脉微，不可发汗，亡阳故也。"这里的微应该符合浮细无力，按之欲绝的特征。而《伤寒论》287条："少阴病脉紧，至七八日，自下利，脉暴微，手足反温，脉紧反去者，为欲解也，虽烦下利，必自愈"，《伤寒论》254条："脉阳微而汗出少者，为自和也"，《金匮要略·呕吐》云："脉微弱数者为欲自止，虽发热不死。"中所言之"微"绝非"浮细无力，按之欲绝"之象。应该是脉见和缓或缓弱无力之脉，此皆为邪去，正气未复，向愈之征，盖"邪气之来紧而急，谷气之来徐而和。"

另外《金匮要略·腹满宿食》曰："寸口脉浮而大，按之反涩，尺中亦微而涩，故知有宿食，大承气汤主之。"这里的"微"绝非李时珍所言之气血大衰的"微"，而是邪阻之"微"，所以不可以彼言之"微"而为此之"微"。

第四十一论　弱脉辨

一、脉象的诸家论述

《素问》云：脉弱以滑，是有胃气。

《脉经》云：极软而沉细，按之欲绝指下。

《濒湖脉学》云：弱来无力按之柔，柔细而沉不见浮，阳陷入阴精血弱，白头犹可少年愁。

二、脉象要素评议

弱脉是具有复合因素的脉象，构成要素：①脉位沉；②脉体细；③紧张度极小；④脉力也很小。其中脉力小紧张度极小是其主要特征。若与濡脉比较而言，只是脉位不同。在脉体"细而软"的基础上，若兼"浮"，是濡脉。若兼"沉"，是弱脉。这是濡脉和弱脉的区别。

另外在《素问》中曰："脉弱以滑，是有胃气。"在这里的"弱"不是指弱脉，而是说脉体柔和。所以阅读《内经》要正确理解古人的意思，如果把弱脉再加上滑脉当作有胃气的表现，那就会大错特错了。

三、辨证论治的意义

《诊宗三昧》中说："弱为阳气衰微之候。"《诊家枢要》说："弱……由精气不足，故脉萎弱而不振也，为元气虚耗，为萎弱不前。"总之弱脉是由于阳气、阴血的虚衰，气血无力敷布于外而脉沉；充盈鼓荡无力而脉细无力。

对其主病一直以来有着现代人难以理解的地方，我们现在讲阴虚都是指骨蒸潮热、盗汗、五心烦热、颧红、舌绛红少苔，脉浮而细数。但李时珍的说法是"寸弱阳虚，尺弱阴虚，关弱胃虚"其实这里的阳虚阴虚与我们现在所指不同，所以我们必须深刻理解"阴阳"概念，《内经》中云："阴阳者，数之可十，推之可百，数之可千，推之可万，万之大不可胜数，然其要一也。"在这里寸为阳，尺为阴，故而言之。

第四十二论　濡（软）脉辨

一、脉象的诸家论述

《素问·平人气象论》云：平肝脉来，软弱招招。

《脉经》云：极耎而浮细。

《千金翼方》云：按之无有，举之有余，或帛衣在水中，轻手与肌肉相得而软名曰濡。

《诊家枢要》云：濡无力也，虚软无力，应指散细，如棉絮之浮水中，轻手乍来，重手即去。

《濒湖脉学》云：濡形浮细按须轻，水面浮绵力不禁，病后产中犹有药，平人若见是无根。

二、脉象要素评议

濡脉是具有多种要素的复合因素脉象，脉象要素有四个方面：①脉位浮；②脉体细；③紧张度小；④脉力小。根据《脉经》所说"极耎而浮细"，所以濡脉第一要素应该是"极软"。与"弱脉"只是脉位的区别，濡浮而弱沉。

滑伯仁在《诊家枢要》中说"濡无力也，虚软无力，应指散细，如棉絮之浮水中，轻手乍来，重手即去"，主要从无力角度讲，很容易让人抓不住重点。孙思邈《千金翼方》中说："按之无有，举之有余，或帛衣在水中，轻手与肌肉相得而软名曰濡。"这种描述很贴切，帛衣和肌肉之指感就是"软"，李时珍《濒湖脉学》中云："濡形浮细按须轻，水面浮绵力不禁。"这种描述不如《脉经》中的提法更加明确，重点突出。

另外《素问·平人气象论》中说："平肝脉来，软弱招招。"这里的"软弱招招"，是平人脉象，不是"极软而浮细"的濡脉。

也有的医家认为微脉脉象也是浮细无力，《脉经》称之"极细而软。"《活人书》亦曰："极细而软。"《察病指南》曰："极细而浮软。"关于微脉的这些描述，与濡脉是一样的，所以两脉可以并为一脉。其实这是不同的，看《脉经》原文"极耎而浮细"是濡脉，"极细而软"是微脉，它们的侧重点不同，一个以脉体紧张度为辨别的首要因素，一个是以脉体的大小为辨别的首要因素。

三、辨证论治的意义

讨论濡脉之主病以"极耎而浮细"为准。濡主亡血阴虚之病，又为伤湿。脉体紧张度小言其舒缓，"极软"则脉失"壅遏营气"的功能，必亡血失精，血亡精损，故脉体必细，阴血已亏，气无所附，气浮于外，出而不入，故脉位浮，另外湿邪浸淫，脉体舒缓，故濡也为有湿之象。所以李时珍总结为"濡为亡血阴虚病，髓海丹田暗已亏，汗雨夜来蒸入骨，血山崩倒湿侵脾。寸濡阳微自汗多，关中其奈气虚何，尺伤精血虚寒甚，温补真阴可起疴"。

第四十三论　滑脉辨

一、脉象的诸家论述

《素问·玉机真藏论》云：脉弱而滑是有胃气也。

《伤寒论》云：翕奄沉，名曰滑，何谓也？沉为纯阴，翕为正阳，阴阳和合，故令脉滑。

《脉经》云：滑脉，往来前却，流利辗转，替替然，与数相似。

《洄溪脉学》云：滑脉应指替替然，往来之势流利圆活，如盘走珠，如荷叶盛露。

《濒湖脉学》云：滑脉如珠替替然，往来流利却还前，莫将滑数为同类，数脉惟看至数间。

二、脉象要素评议

现在人们对滑脉似乎已经取得了共识那就是"往来流利"，往来流利当作滑脉当然也未尝不可，但是这却与我们古人的认识有着一定的区别。

首先先看一看《脉经》的描述"往来前却，流利辗转"其实他的意思是"往来"的特征是"前却"，而"流利"的特征是"辗转"。如果非要简单地说成"往来流利"，那么"流利"就成了"往来"的特征，"往来"就不是"前却"。《脉经》中描述恰恰是如珠应指，替替然之象。从气血角度讲则如气裹物，进而又退，原地辗转之势。

《素问·玉机真藏论》中云："脉弱而滑是有胃气也。"这里的滑又决不可当作《脉经》中所言之滑脉。这里的"滑"是冲实之象，加上"弱"的柔和之象就是脉有胃气的表现。根据《素问·脉要精微论》中云："切之涩者，阳气有余，滑者，阴气有余。"故李时珍解释说：滑为阴气有余，故脉来流利如水。脉者，血之府也，血盛则脉滑，故肾脉宜之。气盛则脉涩，故肺脉宜之。所以说"滑"乃"血"之体象。

在张仲景的《伤寒杂病论》的平脉法中也这样解释道："翕奄沉，名曰滑，何谓也？沉为纯阴，翕为正阳，阴阳和合，故令脉滑，关尺自平。"在这里对"滑"又进一步解释为是"阴阳和合"之象，脉之至（翕）为阳，当有力，阳中有阴，故不失其柔；脉之止（沉）也，为阴，象地，故脉软柔，然阴中有阳，故亦不失为有力。阳极生阴，阴极生阳，阴阳之转化，流畅无阻，故而为"阴阳和合"之象。

所以我们要搞清楚"滑"之所指，才能在进一步分析它所主病机特性，不可以为古人所言之滑皆是一滑。

三、辨证论治的意义

根据《内经》和《伤寒杂病论》所论，滑脉主要主阴有余，《素问·脉要精微论》中云："滑者，阴气有余。"《伤寒论·平脉法》中云："少阴脉微滑，滑者紧之浮名也，此为阴实，其人必股内汗出，阴下湿也。"《金匮要略·水气病》曰："滑则为实。"

邪气有余可见到滑脉，如《伤寒论》350条云："伤寒脉滑而厥者，里有热，白虎汤主之。"此为热盛壅于内而厥，故现脉滑。《伤寒论》256条："脉滑而数者，有宿食也。"此言宿食致滑。《金匮要略·水气病》说："沉滑相搏，血结胞门。"此蓄血而滑。《金匮要略·脏腑经络》说："滑则为气。"此言气壅而滑。《伤寒论》138条："小结胸，正在心下，按之则痛，脉浮滑者，小陷胸汤主之。"此言痰热致滑。

李时珍总结说："滑脉为阳元气衰，痰生百病食生灾，上为吐逆下畜血，女脉调时定有胎。寸滑膈痰生呕吐，吞酸舌强或咳嗽，当关宿食肝脾热，渴痢㿉淋看尺部。"可供参考。

第四十四论　涩脉辨

一、脉象的诸家论述

《素问·脉要精微论》王冰注解：涩者，往来不利而蹇涩也。

《脉经》云：涩脉，细而迟。往来难。短且散。或一止复来。

《脉诀汇辨》云：迟细而短，三象俱足。

《脉诀刊误》云：脉来蹇涩，细而迟，不能流利圆滑。

《濒湖脉学》云：细迟短涩往来难，散止依稀应指间，如雨沾沙容易散，病蚕食叶慢而艰。

二、脉象要素评议

一直以来涩脉就是一个很有争议的脉象，医家的体会很多都差别很大。

《脉经》中说涩脉是"细而迟。往来难。短且散。或一止复来。"这就明确地提出了涩脉的五个条件，即细、迟、止、散、往来难，表面看来，这些条件都是涩脉的构成条件，要具备五个方面才能是涩脉，其实并非如此，这也不切合临床实际情况。这应该是对"阴气不足，阳气有余"在脉象上的不同角度的描述。"细而迟"表明阴气不足，指下不够"充实"，脉"来"艰难，因为血以载气，气如波澜，血不足则难以形成波澜。"往来难"是对前面的进一步说明，"短且散"是指脉之"来"向"去"转换时不够"圆滑"和"流畅"。不能圆满的顺利地完成阴阳消长的过程。

因为滑与涩相对，仲景圣在解释滑脉时说"翕奄沉，名曰滑，何谓也？沉为纯阴，翕为正阳，阴阳和合，故令脉滑。"既然滑是阴阳合和，消长和转化流畅之象，"涩"必然与之相反。对《脉经》的理解如果从这个角度理解，把几种要素动态连接起来观看，那就是说涩脉就是脉"来"艰难，从"来"到"去"的转化不够流畅流利，而这种原因就是因为阴不足。我们还可以结合《内经》"尺肤滑，脉亦滑，尺肤涩，脉亦涩"的说法去理解。所以不能只从文字表面去理解涩脉的内涵。

返回头我们去看看《内经》、《难经》中的具体运用就可以明白了。《素问·调经论》载："其脉盛大以涩。"《灵枢·胀论》曰："其脉大坚以涩者，胀也。"这清楚地表明涩是阳气有余，相对阴气不足，阴不足以济阳，所以脉从阳向阴转化过程不能圆滑流利，就像午时一阴初生一样。所以通过滑涩最能明察真阴之情。《难经》五十八难曰："伤寒之脉，阴阳俱盛而紧涩。"这里的涩表明阳气被遏郁而化火，相对营阴不足，盖阳生阴长，阳杀阴藏。

如果把涩脉理解成"细迟短涩往来难，散止依稀应指间，如雨沾沙容易散，病蚕食叶慢而艰"，是多种脉象的综合，就很难理解《内经》、《难经》中的"涩"到底所指是什么了。

三、辨证论治的意义

《内经》云："涩者阳气有余也。"《脉经》云："脉涩者少血多气。"《千金方》云："脉涩者，少血多气。"《诊家枢要》云："涩为气多血少之候。"《脉诀》云："涩脉血少气有余。"可以看出在涩脉主病上大家的认识都很相通。李时珍总结也遵循这一点他说："涩缘血少或伤精，反胃亡阳汗雨淋，寒湿入营为血痹，女人非孕即无经。寸涩心虚痛对胸，胃虚胁胀察关中，尺为精血俱伤候，肠结溲淋或下红。"因为它所言之涩脉只是涩的特殊情况，所以他整理的主病也都具有代表性。

第四十五论　弦脉辨

一、脉象的诸家论述

《素问·玉机真脏论》云：春脉者，肝也，东方木也，万物之所以始生也，故其气来软弱，轻虚而滑，端直以长。真肝脉至，中外急，如循刀刃，责责然，如按琴瑟弦。

《素问·平人气象论》云：平肝脉来，软弱招招，如揭长竿末梢，曰肝平。

《脉经》云：弦脉，举之无有，按之如弓弦状。

《脉诀刊误》云：状若筝弦，从中直过挺然指下，曰弦。

《濒湖脉学》云：弦脉迢迢端直长，肝经木旺土应伤，怒气满胸常欲叫，翳蒙瞳子泪淋浪。

二、脉象要素评议

由于弦脉在《内经》中论述的比较详细，所以后世对弦脉的认识基本统一。我们认为弦脉的主要要素是：①脉体紧张度高；②脉体偏长；③脉之来去即幅度小。

《素问·平人气象论》曰："平肝脉来，软弱招招，如揭长竿末梢，曰肝平。"《素问·玉机真脏论》所云："春脉者，肝也，东方木也，万物之所以始生也，故其气来软弱，轻虚而滑，端直以长。"在这里都是正常的脉象，所以不是典型的弦脉，只能说微弦。《素问·玉机真脏论》云："真肝脉至，中外急，如循刀刃，责责然，如按琴瑟弦。"这就是很典型的弦脉了。

另外也有的医家认为《脉经》说弦脉"举之无有"是错误的说法。比如，《脉确》说："《脉经》谓弦脉'举之无有'，按疟脉有浮弦者，未尝举之无有也……即《脉经》伤寒条中亦有阳明中风脉浮弦之语，则谓弦脉'举之无有'，疑其误也。"其实对王叔和这句话的理解，不可认为是说弦脉还要沉才行。要认真理解王叔和在《脉经》中讲的持脉轻重法才能正确理解。

三、辨证论治的意义

弦脉为脉体紧张，欠冲和舒缓之象，在卦象震，一阳在下，二阴在上，阳动阴阻。

脉体之柔和舒畅，赖阳气之温煦，阴血之濡养。当阳气或阴血不足时，脉失温煦濡养而拘急，则为弦。或因气机不畅，邪气阻隔，气血不得畅达，亦可使脉失阳气之温煦，阴血之濡养，拘急而弦。故仲景称"弦则为减"。《诊家枢要》曰："弦为血气收敛，为阳中伏阴，或经络间为寒所入。"

春天见脉微弦为常脉，春令，阴寒乍退，阳气升发之时。此时，阳气始萌而未盛，温煦之力未充，《内经》称之谓"其气来软弱"，故脉尚有拘急之感而为弦。肝为阴尽阳生之脏，与春相应，阳始生而未盛，故脉亦弦。所以《素问·玉机真脏论》中云："春脉者，肝也，东方木也，万物之所以始生也，故其气来软弱，轻虚而滑，端直以长。"《素问·平人气象论》曰："平肝脉来，软弱招招，如揭长竿末梢，曰肝平。"

脉象弦而有力为太过，如《素问·平人气象论》中说："病肝脉来，盈实而滑，如循长竿曰肝病。"引起太过的原因主要有情志拂逆，气机逆乱，或气机亢逆，或气机郁结，六淫及痰饮、瘀血、食积、癥瘕、诸痛诸寒、肝阴不足、肝阳亢进等。如果弦而无胃，是真藏脉至，如《素问·玉机真脏论》曰："真肝脉至，中外急，如循刀刃，责责然，如按琴瑟弦。"脉弦劲不柔，失冲和之象，乃胃气已败。脉象弦而无力为不及，乃正虚所致。所谓正虚，当包括肝气虚、肝阳虚、肝血虚。

第四十六论　牢脉

一、脉象的诸家论述

李中梓：牢有两义，坚牢固实之义，又深居在内之意。

扁鹊：病若吐血而复鼽衄者，脉当得沉细，而反浮大牢者死。

李时珍：弦长实大脉牢坚，牢位常居沉伏间。革脉芤弦自浮起，革虚牢实要详看。

二、脉象要素评议

牢脉是一种复合因素的脉象，在《医家必读》中云："牢兼弦长实大，四象合为一脉也，但于沉候取也。"李时珍说："弦长实大脉牢坚，牢位常居沉伏间。"所以对牢脉的认识都基本统一，但对牢的体会我们还要抓住重点，"牢"即固定不移，不易变化。所以李中梓说："牢有两义，坚牢固实之义，又深居在内之意"。

也有近代医家把"牢"即固定不移，不易变化的意思进一步扩大，当成是疾病发展过程中脉象随疾病是否相应变化。这一点的确是在疾病分析过程中的很重要的一点，但把它当作一种脉象就不很合适了。而且在诊脉的理论中就有对"脉症是否相符"的论述和认识，这样理解要比用"牢"的含义去解决临床中脉象的变化分析问题更方便。

三、辨证论治的意义

阴寒内盛，则收引凝泣，阻碍气机，气机出入运动失衡，气血不得外达故脉沉；阴寒坚积内盛，正邪交争，搏击血脉，致脉弦长实大而搏指。《诊家正眼》曰："以其在沉分也，故悉属阴寒；以其形弦实也，故咸为坚积。"

其实如果从牢的坚牢固实之义来讲，沉疴痼疾，有形之病比如顽痰、食积、瘀血、痈疽、症瘕积聚、甚至结气、积热都可以出现牢象。所以牢脉是一个非常重要的脉象，我们要认真领会它的内涵，才能灵活运用于临床。

应 用 篇

第四十七论　靶向用药　脉诊当先

靶向用药是现在肿瘤治疗上的热门话题，随便从网上一搜索就很明白了，我们提出"中医靶向用药"并不是凑热闹，赶时髦，因为"靶向用药"是中医用药的精髓。

我们先从几个方面去认识一下在中医中能体现"靶向用药"的相关内容。

首先我们先看看中医组方用药的基本原则，《素问·至真大要论》提出："帝曰：方制君臣，何谓也？岐伯曰：主病之谓君，应臣之谓使。"中医方剂学从其发端与发展进程中都遵循着君臣佐使的系统组方原则。

1. 君药：是一方中的主药，是针对患者的主证，起主要治疗作用的药物。

2. 臣药：是辅助君药和加强君药功效的药物。

3. 佐药：有两种含义，一是能协助主药治疗主病或次要病证的药物；一是主药的性味太偏或有毒副作用，加入某药可对主药起到缓和其偏性或减除毒副作用的也称佐药。

4. 使药：是具有引导诸药直达病所的药物，又称为引药。

我们很清楚地可以看出这里讲的使药就是靶向用药的一种论述。它能够载领众药直达病所，它是舟楫、先行官、先锋、向导，没有它无论你的药多么的珍贵、多么对证，都不能发挥应有的作用。譬如你要用一枚原子弹，去攻击敌人，却不能准确地把它发送到目的地一样。

下面我们再看一下中药的归经理论，我们的祖先在不断的临床实践中不断积累经验，而后逐步又形成了中药归经学说。归，归属之义。经，指脏腑经络。归经就是指药物的选择性作用，归属于一定的脏腑经络。药物归经的理论主要是以药物本身的性能和机体脏腑经络等理论为依据的。因为归经理论揭示了药物对机体脏腑经络的选择性作用这一客观规律，故对临床选方用药有着重要的指导意义。故有医家提出"不知经络而用药，其失也泛，必不捷效"。

归经理论的思想应当来源于春秋战国至东汉末年，萌芽于唐宋时期，建立于金元时期，完善于明代，成熟于清代。

《素问·至真要大论》曰："五味入胃，各归所喜。故酸先入肝，苦先入心，甘先入脾，辛先入肺，咸先入肾。"《素问·五脏生成》亦曾明确指出："故心欲苦，肺欲辛，肝欲酸，脾欲甘，肾欲咸。此五味之所合也。"所谓"嗜欲不同，各有所通"，此之谓也。《素问·脏气法时论》又曰："此五者，有辛、酸、甘、苦、咸，或收，或缓，或急，或坚，或软，四时五脏，病随五味所宜也。"《素问·脏气法时论》又曰："肝苦急，急食甘以缓之，肝欲散，急食辛以散之，用辛补之，酸泻之；心苦缓，急食酸以收之，心欲软，急食咸以软之，用咸补之，甘泻之；脾苦湿，急食苦以燥之，脾欲缓，急食甘以缓之，用苦泻之，甘补之；肺苦气上逆，急食苦以泄之，肺欲收，急食酸以收之，用酸补之，辛泻之；肾苦燥，急食辛以润之，肾欲坚，急食苦以坚之，用苦补之，咸泻之。"综上所述我们可以认识到，《内经》通过五味对五脏作用的选择性和对人体气机运动的分析，首先提出了靶向用药的基本思路和方法。

发展到金元时期，张元素在《珍珠囊》中正式将药物的引经报使作用与药物的性味分列记载，使药物的归经作用从药物的性、味中分离，标志着药物归经概念的初步建立。李东垣著的《用药法象》中有随证治病药品，及引经报使；王好古的《医垒元戎》中指出脏腑的主治药物，都是对归经理论的总结，使归经理论基本形成。

最后我们再看中药的升降浮沉学说，中药升降浮沉之理论起源于《内经》，中药升降浮沉理论体系的完善无非来源于两个方面：一是历代医学家对中药升降浮沉的文献记载，二是临床对升降浮沉药性的观察验证。这是一个非常重要的理论，药物在人体内的运动方向决定着药物最后是否能达到预期目的，比如我们知道麻黄入肺经，还要知道麻黄是入肺经正运，而麻黄根则是逆运。准确把握了药物的归经和升降浮沉，我们也就可以在辨明人体疾病病机基础上"靶向用药"了，但是如果不明气机运动而盲目使用必会南辕北辙，适得其反。比如头痛如果是寒邪或瘀血阻滞肝经，使得气不能尽升于上，使用川芎没有问题，若是肝经向上升的太过，再使用川芎那就要出问题了。

讲了这么多，似乎和诊脉没有关系，其实不是的，诊脉的目的就是为了治病用药，如果不知道药物和诊脉中获得的信息的内在联系，诊脉就没有了意义，如果一种诊脉方法不能最终和药紧密结合，这种诊脉方法的价值和意义就会小得多，所以最终"中医靶向用药"要和远古脉法紧密地结合起来，因为岐轩脉法是以诊察人体气机运动为目标的诊断方法，这样在临床上我们就真正地实现了症、脉、药三位一体，高度统一。

第四十八论　评脉识药性

对于中药的作用，我们在学习过程中只能是机械地去记忆，根据中医理论去理解，在临床使用过程中观察和总结。缺少直观的确切的指征让人去认识和指导对中药的使用。

我们在对中药的研究过程中采用了一些特殊的方法，那就是效神农尝百草，在尝药的过程不断观察脉象的变化，并记录自身的感受，最后结合不同体质综合分析。

下面我们举两个例子以抛砖引玉。

五味子服食日记：

取五味子30g，服两次，水煎。五味子，味酸温，服后觉气敛神回精固，脉象整体变得沉，且较前更加有根，颇具收藏之义。但气敛之急之骤，似有化火之嫌。服之晨即不贪睡，收敛之中颇具生生之气也。晨服之即思静，此必收敛之功也。故吾思之服此不得妄动相火，若妄动相火，火动精动化浊，又被收藏，此必化邪为患，为害不浅矣。

又服此两次似觉呼吸之气深深而畅，脉象整体收敛之势明显，又能固胸中大气而可知，并使胸中大气与下焦元气息息相连，妙哉！今有用五味子治失眠者，其义可查而知矣。仲景用五味子配干姜、细辛治咳嗽，用细辛、干姜，辛开之功也，五味子捣碎亦具辛生之气，特其力小也。

次日中午又服30g，一煎，有觉胸闷，右寸脉沉，此收敛肺金之过也。肺有开合，有合无开，必胸闷也。陈士铎言五味子少用最收功，诚确理也。

通过整个过程的脉象观察我们可以总结出，味酸，性温，无毒，降也，阴也。其功用全在敛肺金生肾水。五味子以收敛肺气为主，入肺经而逆行也。

黄芪服食日记：

黄芪200g，水煎20分钟顿服，服药前寸沉，关尺略弦，服后10分钟，觉气升至头，有热感。胃有上逆感，头胀。呼吸时吸短于呼，深吸气较舒服。服后几分钟寸脉略见起，20分钟后又沉下，脉更加柔和，整体脉沉。右脉见弦象，30分钟后气开始下行，头较清楚，呼吸较前舒畅，左右寸脉不沉，40分钟后，两关前之结亦开，双寸流畅有力。4小时后寸仍有力不沉，右弦于左。

《神农本草经》云：气味甘，微温无毒，主痈疽久败疮，排脓止痛，大风癫疾，五痔鼠瘘，补虚，小儿百病。

按：黄芪气温禀春之气，味甘禀土之气，其妙在甘而微温，盖少火生气是也。一言以蔽之：根于内而发于外，根于下而见于上者也。故脉虽起而不浮，有力亦柔和，重取亦见根。然毕竟力达于上焦，故大气不升者宜之。

我们在研究认识中药的过程中还采用多人分组服用不同剂量，找出脉象变化的区别和共同点，最后结合古人对药性的论述和现代药理研究进行分析。最终使得病脉症药高度统一，切合临床实用。

第四十九论　评脉辨证　整体论治

在《雷公药性赋》中言："升降浮沉之辨，豁然贯通，始可以为医而司人命也。"此话确是至理，但要做到这一点却非易事。但如果用岐轩脉法来指导临床用药却是很容易的事情。今就几个病例加以阐释。

病例分析1：

李某，女，33岁，孕1产1，半年前曾因闭经3个月用西药治疗，月经来潮，但经期延长，淋漓不断，又经西药炔诺酮治疗，效不佳，后突然血如泉涌，经刮宫止血，病例报告为"子宫内膜增生病"，局部腺体呈腺样增生，妇科检查及B超检查未发现器质性病变，诊为功能性子宫出血。患者拒绝手术而来就诊。此时月经仍淋漓不断，时有增多，血色紫黑，有少量血块，伴有小腹胀痛，腰部冷痛，心悸，气短、乏力、口干。诊其脉，左脉整体沉弦细涩，右关弦象，整体沉细，寸尺比较双尺尤沉，舌质淡，边有瘀斑，舌下静脉瘀粗，舌苔薄白，依此脉症，崩漏下注，气血下行太过，此与整体脉沉相应，尺脉尤甚，说明病位在下焦，脉细说明气血无以充盈脉体，治当补充气血，固涩升提，化瘀行滞。

处方：太子参15g，桑寄生10g，川断10g，柴胡9g，云苓12g，桂枝10g，茜草9g，海螵蛸12g，炒地榆15g，仙鹤草18g，山萸肉15g，狗脊10g，丹皮10g，乌药9g，菟丝子15g。

方义：其中太子参、狗脊、山萸肉、菟丝子等以补正气，茜草、海螵蛸、炒地榆、仙鹤草共凑止血之功，柴胡、桂枝、桑寄生、菟丝子共凑升提之功，丹皮、乌药以理气行血。

二诊：经量大减，血色转红，腰腹痛轻，仍旧感乏力、心悸，诊其脉，整体仍旧沉细，双尺稍起，弦象无，整体较前有流通。舌边瘀斑稍淡，遂加补肝肾，益脾气，养血调经，升提，温中之药。

处方：太子参20g，桑寄生10g，菟丝子15g，黄芪30g，阿胶10g，当归6g，茯苓12g，甘草6g，茜草10g，海螵蛸15g，炒地榆10g，山萸肉15g，白芍10g，丹皮10g，狗脊10g，乌药10g，小茴香6g，干姜6g，川断10g，益母草15g。7剂，水煎服，每日2次。

三诊：经血干净，诸症减轻，仍自觉动甚则气短，诊其脉：整体平直柔和，但稍欠力，舌质红润，边无瘀斑，舌下静脉瘀粗象减，仍拟补肝肾，益脾气，温冲养血调经之剂，减少止血之药。

处方：太子参20g，黄芪30g，当归6g，炒白术15g，茯苓15g，甘草10g，阿胶10g，陈皮6g，桑寄生15g，菟丝子15g，川断10g，茜草10g，海螵蛸10g，山萸肉6g，白芍6g，丹皮6g，狗脊10g，小茴香3g，干姜3g，益母草15g，厚朴6g。

四诊：脉象平直，柔和有力无异常，前方续5剂。

五诊：月经来潮，经色量正常，亦无腰腹疼痛之症，前方续5剂。

后随诊两月，均无异常而痊愈。

病例分析2：

卢某，女，62岁，患失眠症数十年，四处求医，中西治疗，时好时坏，疗效不佳，经西医检查诊断为：高血压，脑血管病，冠心病。现因心烦数十日彻夜不眠，伴有胁肋胀痛，大便秘结，经西医治疗不效来诊，诊其脉，双关洪滑有力，视其舌：质红，苔滑腻。今此患者独双关洪滑有力，可见其病根于中焦，分析其病机：实因湿热火邪郁结于中，清气不升，浊气不降，肝胃不和，心肾不交。

处方：柴胡9g，黄芩6g，白芍6g，当归10g，香附12g，龙骨15g，牡蛎15g，天麻6g，黄连6g，枳实6g，半夏6g，陈皮6g，茯苓30g，甘草6g。

方义：柴胡、陈皮升清气，天麻、半夏、枳实、龙骨、牡蛎、茯苓共凑降浊之功，黄连、黄芩清中焦湿热，香附理气，当归、白芍益阴养血。

二诊：前方服5剂后诊，右关较前不滑，左关重按仍有力，舌质稍不红，舌苔滑腻象减，自述：夜能寐，但欠安稳，胁肋稍胀但不痛，大便已通，故前方加山萸肉改枳实为枳壳，又服5剂。剂毕告曰：现在吃得香，睡得好，腹不胀，大便通畅，真是舒服极了。诊其脉：双关与寸尺平直，整体柔和，正所谓："脉从中直过，柔和而节律均"乃平人平脉。后随访年余，未再复发。

病例分析3：

胡某，女，37岁，因心悸，胸闷，气短，失眠，眩晕，耳鸣半月余，经西医治疗不效而来就诊，患者面色㿠白，动则气喘，诊其脉：弦细而数，且结代频发，且左尺沉甚，舌质淡，苔白厚。心电图示：频发性早搏。今分析此证：其脉弦细而数，不分至数，此乃气血衰之极，元气欲脱之兆。故拟益气养血，固摄元气之方。

处方：黄芪15g，党参10g，麦冬10g，五味子5g，白术10g，茯苓15g，甘草20g，川芎6g，当归10g，夜交藤10g，牛膝10g，天麻片 10g，代赭石 20g，桑寄生 10g，丹参 6g，熟地 10g，半夏 6g，陈皮 6g。

方义：脉象弦数，中气大虚，故《内经》云：肝苦急，急食甘以缓之。所以用黄芪、党参、麦冬、白术、茯苓、甘草大补中气，五味子、半夏、代赭石收敛重镇，使气至于内，补而能留，以成固摄之功，当归、熟地、牛膝、桑寄生补益肝肾，丹参、夜交藤、陈皮理气行血通脉、另外牛膝、天麻引气下行以济左尺沉之变。

二诊：上方服 3 剂，患者面色红润，步履稳健，自述心跳平稳多了。气短，头晕，改善，唯胸闷仍存，且兼堵壅（盖因甘草用之过量矣），诊其脉，弦细，数象大减，较前柔和充实，至数平和，仍偶得代象，左寸不沉，舌质红润，苔薄白。心电图，未见早搏，故前方甘草减量，改为 10g，加丹皮，栀子。

三诊：服 5 剂来诊。患者自述病已愈，与常人无异。诊其脉：基本平直柔和，充实而节律平稳，未触及代象。又嘱其前方续 5 剂。加以巩固。后随访两年，未再复发。

总之，无论临床病人病症如何复杂，都可以从脉中找出切入点，严格按着岐轩脉法中"脉象剖析法阴阳"的原则，细辨脉之体用，脉中之血、脉中之气以及气血的升降出入，就会做到处方用药胸有成竹。

第五十论　针灸得气　以脉为凭

在针灸治疗中"得气"是很重要的过程，《灵枢·九针十二原》指出："刺之要，气至而有效。"但是如何评价得气，我们有三个层次：①针感；②手感；③脉象。

一、针感

针感是指从进针开始到出针为止的全过程中患者所产生的感觉。由于刺激部位、组织结构的不同，个体感觉差异以及对感觉的形容不同，可反映出各式各样的针感，如酸、麻、胀、痛等；这些针感不但产生于针刺的局部，还会向其他部位传导。并可经过某些特殊的方法诱发，用压力可阻断。针感侧重于患者自身的感觉，随时掌握患者的感觉是调整针法和把握疗效的第一步。

二、手感

手感是医生在刺针过程中，针尖经过和遇到的各种组织的感觉，从感觉中可以得知针尖刺到的是何种组织，并从中得出在进针过程中病人的针感，以及针感的性质和强度，并根据手感调整针感，使其达到治疗疾病的针感。总之得气是指将针刺入腧穴后所产生的经气感应。当这种经气感应产生时，医者会感到针下有徐和或沉紧的感觉，如《内经》中说的"邪气来也紧而急，谷气来也徐而和"；同时患者也会在针下出现相应的酸、麻、胀、重等感觉，甚或沿着一定部位，向一定方向扩散传导的感觉。若无经气感应而不得气时，医者则感到针下空虚无物，患者亦无酸、麻、胀、重等感觉。正如《标幽赋》云："气之至也，如鱼吞钩饵之浮沉；气未至也，如闲处幽堂之深邃。"能够达到这一步需要大量的实践和临床。

三、脉象

针刺最后是否真正得气，达到"气至而有效"了，就要看脉象的变化了，《灵枢·终始第九》中说："所谓气至而有效者，泻则益虚，虚者脉大如其故而不坚也，坚如其故者适虽言快，病未去也。补则益实，实者脉大如其故而益坚也，夫如其故而不坚者，适虽言快，病未去也。故补则实，泻则虚，痛虽不随针减，病必衰去。"所以我们必须时刻把握患者的脉象，最终达到阴平阳秘，气机调达。《灵枢·刺节真邪》中云："用针之类，在于调气。"《灵枢·终始》又云："凡刺之道，气调而止。"所以从始至终都不能脱离对气机运动平衡的把握。

　　通过以上论述，我们可以清楚地认识到针灸疗效最终要看患者的脉象变化是否达到了阴平阳秘的结果，可惜的是目前却很少有人能重视这一点。其中最主要的原因还是对脉诊的把握不能随心应手，所以要想真正地取得针灸疗效必须认真学好脉诊。而脉法能真正指导临床针灸，就必须是以能诊察人体经络运行也即升降出入的诊脉方法最好，那就是《内经》保留下来的远古脉法。

第五十一论　针灸手法对脉象的影响

　　针刺的得气，是取得疗效的关键，所以《灵枢·九针十二原》指出："刺之要，气至而有效。"而且前边我们也讲了气之至的关键要看脉象的变化。

　　而要实现得气、气至病所，针刺的补泻手法就显得很重要了。《灵枢·九针十二原》说："虚实之要，九针最妙。补泻之时以针为之。"《灵枢·经脉》云："盛则泻之，虚则补之，热则疾之，寒则留之，陷下则灸之。"《灵枢·九针十二原》云："凡用针者，虚则实之，满则泄之，宛陈则除之，邪胜则虚之。"这些都是关于补虚泻实方面的论述。"补虚泻实"是针灸治疗的总则。

　　《灵枢·官能》云："用针之服，必有法则。"所以针灸补泻是有特定的方法的，不可妄自为之。

　　而"补虚泻实"就要高度重视气机的"升降出入"，从经络的角度讲就是"阴升阳降，阴出阳入"。《灵枢·本输》说："凡刺之道，必通十二经络之所终始，络脉之所别处，五输之所留，六腑之所与合……阔数之度，浅深之状，高下所至。"指出针刺补泻法的运用即以经络理论为指导。针灸的作用主要是调理气血以达到扶正祛邪。

临床上辨证施治，都离不开经络。

针灸补泻手法有很多种，我们对常见手法从气机运动的角度和脉象的变化加以阐释。

迎随补泻法：迎随意指逆顺，这是补泻法的总则，又可概称各种补泻法为迎随。《灵枢·九针十二原》指出："逆（迎）而夺之，恶得无虚？追（随）而济之，恶得无实？迎之随之，以意和之，针道毕矣。"《灵枢·终始》也说："泻者迎之，补者随之，知迎知随，气可令和。"这是说，泻实要用逆其经气的方法，补虚要用顺其经气的方法。这样，应用补泻法必须审察经气的盛衰和顺逆。

《难经·七十二难》说："所谓迎随者，知荣卫之流行，经脉之往来，随其逆顺而取之，故曰迎随。"《流注指微赋》说："迎随逆顺，须晓气血而升沉。"《针灸大成·三衢杨氏补泻》载："得气以针头逆其经络之所来，动而伸之，即是迎；以针头顺其经脉之所在，推而内之，即是随。"例如患者左脉脉体紧张，从尺到寸欠流畅，说明肝经经气正运不足，当顺而济之，取太冲穴就要针尖向上，另外肝与督脉会于巅，所以再取百会，针尖向前，手下得气后观看脉象的变化，我们会发现脉体紧张度缓和，从尺到寸流畅，尺寸阴阳平衡。余以此类推。经络迎随重在调解气机升降。

徐疾补泻法：徐，就是慢的意思，疾，就是快的意思。《灵枢·九针十二原》说："徐而疾则实，疾而徐则虚。"《小针解》解释为："徐而疾则实者，言徐内而疾出也；疾而徐则虚者，言疾内而徐出也。"这种方法是以进针、出针过程的快慢来区分补泻。操作时，使用补法先在浅部候气，得气后，将针缓慢地向内推入到一定深度，退针时疾速提至皮下。此种徐进疾退手法，意思是引导阳气由浅入深，由表及里，故是补法；在用泻法时，进针要快，一次就进到应刺的深度候气，待气至后，引气往外，出针时要慢慢地分层而退，主要是使邪气随针引申由深出浅，由里达表，所以能起泻的作用。比如患者右尺脉沉弦，气机出运动不足，可取关元穴，行先急后徐法，得气后再看尺脉，即可发现沉象改变，脉体亦柔和。所以说徐急补泻主要针对调理气机的出入运动。

关于徐疾法，《灵枢》和《素问》有不同的记载。《针灸大成·三衢杨氏补泻》解释说："疾徐二字，一作缓急之义，一解作久速之义。"缓急就是快慢，这一解释即上文所说的以进出针过程的快慢区分补泻；久速是指留针时间的长短。《素问·针解》说："徐而疾则实者，徐出针而疾按之；疾而徐则虚者，疾出针而徐按之。"这里有人将徐疾解释作出针时间的长短。徐出针，意指慢出针，即留针时间较长；疾出针，意指快出针，即留针时间较短，此外再结合按闭穴的快慢来区分补泻。这样理解不很符合临床，徐出针是指要多留针，出针时要快并按住针孔，这就是补；得气后不留针，而徐徐出针不按针孔，就是泻。手法做完观察脉象力度的变化。一般根据《灵枢·终始》中指出："邪气来也紧而疾，谷气来也徐而和。"采用这种方法。

呼吸补泻法：是在用针刺手法时配合病人的呼吸。《素问·离合真邪论》说："吸则内针，无令气忤；静以久留，无令邪布；吸则转针，以得气为故；候呼引针，呼尽乃去，大气皆出，故命曰泻。""呼尽内针，静以久留，以气至为故……候吸引针，气不得出，各在其处，推阖其门，令神气存，大气留止，故命曰补。"这是当病人吸气时进针、转针，呼气时退针，为泻法；相反，当呼气时进针、转针，吸气时退针，为补法。针刺全过程还可与留针和出针时开合等方法相结合。其实这是借助呼吸对人体气机的影响而实施的补泻。吸时气敛而入，呼时气散而出，这样就会提高了补泻的效果。

提插补泻法：提插二字，《内经》中没有直接提出，但在《灵枢·官能》中"泻必用员……伸而迎之；补必用方……微旋而徐推之"所说的"伸"就是提的意思，"推"就是插的意思。《难经·七十八难》有进一步的阐述："得气，因推而内之，是谓补；动而伸之，是谓泻。"明代李梴《医学入门》中明确指出："凡提插，急提慢插按如冰冷，泻也；慢提紧按火烧身，补也。"从气机出入的角度分析，如果脉象浮大无力就要用这种方法，浅层得气，而引气深入，脉象也会向沉向细的平衡发展，如果脉象沉，则从深层得气，然后引气外出，脉象就会从沉向浮变化，所以提插要有目的，不可盲目。

捻转补泻法：以针的捻转方法的不同来区分补法和泻法。在《内经》中记载较为简单。《灵枢·官能》中泻法用"切而转之"，补法用"微旋而徐推之"。《素问·八正神明论》只讲到候呼吸而转针，没有说区分左转和右转。《标幽赋》说："迎夺右而泻凉，随济左而补暖。"这时已将捻转区分左右。左转是指捻转针时大指向前、食指向后转，为补；右转是指捻针时食指向前、大指向后转，为泻。这种分法在元明时期的针法中应用很广。但在进出针和催气时的捻转则可不分左右。捻转以平面转动为主，又可结合提插作上下旋转。如大指向前结合下按，大指向后结合上提等。左右捻转和上下提插一样，都是相对的反复动作。以大指和食指末节的指腹部来回转针，有进有退，只是从用力轻重和速度快慢来区分以"左"为主还是以"右"为主，而不是指单方向的持续捻转。还有一些论述要分男女，分左右，非常复杂，在这一点上我们有不同的看法，我们将在人体气机的运动规律中根据天人相应及自然界气机的运动法则作详细阐述。

开合补泻法：《灵枢·官能》说："泻必……摇大其孔，气出乃疾；补必……气下而疾出之，推其皮，盖其外门，真气乃存。"《灵枢·终始》云："一方实，深取之，稀按其痏，以极出其邪气；一方虚，浅刺之，以养其脉，疾按其痏，无使邪气得入。"《素问·刺志论》云："入实者，左手开针空也；入虚者，左手闭针空也。"这些都是说在出针后速按针孔为补；出针时摇大针孔，不加按压为泻，这也是根据气机出入运动而做出的补泻方法，可以和其他方法结合使用。

导气法：《内经》于补泻之外，又有导气法的论述。《灵枢·五乱》说:"徐入徐出,谓之导气。"这种手法是在得气的基础上将针缓缓地下按,缓缓地上提,目的是引导其气,适用于气机逆乱之证,是对气机出入运动的调节,目的是让气机出入运动达到平衡。故说:"是非有余不足也,乱气之相逆也。"意指不论虚证实证均可用。如虚证能导引其正气,实证能外泄其邪气。《灵枢·邪客》云:"辅针导气,邪得淫,真气得居。"这与近人所称的"平补平泻法"类似。

第五十二论　手法如药物　推拿必评脉

推拿治病,靠的是手法。手法如药物。药性有寒热温凉,手法则有动静和升降出入(开合)。《雷公药性赋》中云:升降浮沉之辨豁然贯通,始可以为医而司人命矣!手法的选择亦当辨升降浮沉也,亦当辨脉中之升降浮沉也。

曾闻一民间出名的按摩师,年届七旬,人皆言其神何也?盖凡是至他处接受治疗之病人必会感冒,他解释说这是疾病从里浅出的最佳反映。经过观察发现此老每为人推拿必推大椎,并且此老反复强调要逆督脉而推。至此方恍然大悟,我们的临床经验表明,左脉上盛下虚方可逆推督脉,否则必会郁遏阳气不升,阳气郁遏,必会有感受风寒之征象。后为人试验之,果然也。

为了能更好地应用推拿于临床,我们从人体气机运动和手法对脉象影响的角度,对常用手法逐一阐释。

一、点法

用拇指的指端或食、中指的第一指间关节着力(屈点法)向需要点的部位去点,适用于身体体表或穴位处,视其部位情况采取点法。作用层次比较深,可以让气血深入,也可以引气血上行或下行。对于脉象偏浮或上下欠流通的可以采用本手法。

二、摩法

用手掌掌面或食指、中指、无名指腹面附着于体表一定部位上，以腕关节连同前臂作盘旋活动，肘关节微屈，腕部放松，指掌自然伸直，着力部分要随腕关节连同前臂作有节律的抚摩，用力自然，每分钟 120 次左右。作用层次较浅，可引气外出，可散，可温，对于脉象沉弦，气机出运动不畅者较适用。

三、拿法

用大拇指与食指、中指或大拇指与其余四指相对提拿一定部位和穴位，作一松一紧的拿捏。动作要有连续性，缓和，不可骤然用力，且要由轻到重。常与其他手法相配合，用于颈部、肩部和四肢等穴。作用层次也浅，可以引领气机外出，或向上运动，也可引气血下行，但主要是向上向外，比如拿肩井等，对于脉象沉弦向上运动不畅者都可选用。

四、揉法

用手掌大鱼际、掌根或手指罗纹面，附着于穴位及体表部位上，作缓和轻柔的回旋揉动，称揉法。

以掌根吸于一定部位上，腕部放松，以腕关节连同前臂作小幅度的回旋运动，称掌揉法。压力要轻揉，着力面积较大，每分钟 120～160 次，刺激舒适缓和，适于治疗腹部胃肠道疾患。

以大鱼际着力，肩臂部放松，以腕关节为主连同前臂作回旋运动，称大鱼际揉法。此法柔和、轻快。适于头面部及前额部位。治疗头痛、头晕、失眠、高血压等疾病。

以手指罗纹面轻按在身体一定部位或穴位，作小幅度的轻柔环旋揉动，称指揉法。常和指按法结合运动。适于头面、腹部、四肢等穴。有和胃、理气、化瘀、消肿、醒神等功效。

揉法作用层次较浅，对于气机运动的聚散主要是强化散的运动，亦可引气血升降，根据旋转方向可补可泻。对于脉象沉弦和不得升降者适用。

五、按法

用拇指或掌根等部位按压穴位或体表一定部位，深压，逐渐用力，以拇指或中指的指端按压穴位或体表，称指按法，多用于身体的各个穴位，作用力度较深；用单掌或双掌交叉重叠按压体表，称掌按法。作用层次较指按法为浅但力度较大，多用于腰背部、腹部和下肢部位。可留可止，能引领气血深入，适合于气机运动内入聚敛运动不畅者，脉象浮虚者较适用。

六、拍法

手指自然并拢，掌指关节微屈，以此虚掌拍打体表，称为拍法，其特点为平稳而有节律地拍打患部。适于肩背、腰臀及下肢部位。拍法可以振奋气机的出散运动，对于脉体紧张者较适用。具有舒筋通络、活血行气的功效。

七、擦法

用手掌面、大鱼际或小鱼际紧贴皮肤，着力于一定部位上，进行直线来回摩擦，称为擦法。

手掌伸直，以整个掌面紧贴皮肤，作上、下、左、右的往返摩擦，称掌擦法。本法适于胸背部和腹部等面积较大的部位。

五指并拢，微屈成虚掌，用大鱼际和掌根部紧贴皮肤，作往返运动，称大鱼际擦法。本法适于四肢、胸腹部和腰背部。宜于治疗关节活动不良，软组织损伤等。

手掌伸直，以小鱼际贴在皮肤上，作来回运动，称为小鱼际擦法。常用于下肢和腰骶部。宜治疗腰背酸楚疼痛、阳痿、痛经等疾患。

擦法对气血的运动主要是起到加强散出运动，可引气血升降，可补可泻，擦法完毕用点法引而深入之即可为补。

八、滚法

用手背近小指侧部或小指、无名指、中指的掌指关节部分，附着于穴位或体表一定部位，通过腕关节屈伸、外旋的连续活动，使产生的力持续作用于治疗部位上，称为滚法。腕关节屈伸幅度较大，接触面积较广，压力较大，故适于肩、背、腰、臀及四肢等肌肉较丰厚的部位。作用层次偏中，疏通气血，可升可降，适用于脉体紧张度偏高的患者，本法有通络活血、滑利关节、缓解肌肉痉挛的功效。

九、一指禅推法

用大拇指指端的罗纹面着力于穴位或体表一定部位上，通过腕部的摆和拇指关节的屈伸活动来回推按，称为一指禅推法。有时也可用中指推按，方法：上肢肌肉放松，沉肩，肘关节微屈，下垂略低于腕，腕关节自然悬屈，往返均匀地摆动，拇指移动每分钟 100～200 次。此法刺激量中等，适于全身各部穴位，作用层次可深可浅，对气血的运动影响主要是推引气血升降，引导气机内入，以补为主，当然在深层得气，配合拿法，也可以起到泻的作用，故具有舒通经络、健脾和胃、宽中理气、止痛的功效。

十、旋推太极

太极原理是宇宙运动变化的总规则，它指出宇宙万事万物都是由多层次多角度的阴阳两方面构成，阴阳双方必须是相互环抱、互相渗透、阴中有阳、阳中有阴、共生共存、互根互用、消长平衡。实际上太极原理可以具体的表示为宇宙的螺旋周期运动规律。

而我们推拿就必须懂得人体气机运动的具体法则，施以相应的手法，根据宇宙的螺旋周期运动规律我们总结出这种特殊手法；旋推太极，这种手法非常类似针灸中的旋转补泻法，在推拿过程中旋推太极就是调整气机运动的升降出入非常有效的手段，也是我们推广的推拿的特色。

总之推拿手法对人体气机的影响主要看手法的运动方向和力的作用方向。根据脉象我们分辨出患者气机运动的失衡点，然后选用适当的手法加以治疗，才会事半功倍。

第五十三论　脉诊作指导　掌中觅乾坤

我们大家对推拿按摩都不陌生，许多人都接受过这种治疗或保健。但先把脉然后根据脉象再决定推拿的部位、手法、经络穴位，是顺经推，还是逆经推，是升是降，是开是合等等，可能并不多见。在临床中用脉诊去指导推拿确能起到神奇的作用，并收到意想不到的效果。现就我们在临床中的一些心得和病例，阐释如下：

病例1：

某男，32岁，职业教师，腰椎间盘突出症状，右侧腰骶处疼痛，右侧环跳、委中，沿膀胱经一线有麻木感，诊其脉右尺沉涩不降，欠向下流通。左寸沉涩向上流通不利。从督脉向下推，顺推膀胱经，重点疏通压痛点，点环跳、承扶、委中、承山。按此方案治疗10次，症状改善，疼痛、麻木大减。每次推完感觉良好。每到第二天就诊时，脉象及自觉症状不如前日，后思索，只顾右尺沉涩不降，而忽略左寸沉涩欠升，所以效果欠佳。后据脉象，上下分推，治疗3次痊愈。

病例2：

某男，56岁，西医诊断浅表性胃炎。症状：胃脘胀痛不适，胸闷气短，头晕乏力，舌质瘀暗，苔黄腻，右脉关部浮弦，轻取重按皆有弦象，气机拿而不舒，任脉不通。脾不升清，胃不降浊，运化失权，水谷不化，气机壅阻于中焦。肺气宣发不利。按脉象、症状：顺时针摩腹，按肺经循行路线，从中脘向上升清，沿云门至少商一线指推，顺点尺泽，列缺向手的方向用力以加强宣肺的力量，然后点合谷顺经用力。次点足三里以降浊气。按此法治疗3次而痊愈。

病例3：

某女，50岁，高血压，血压：180/110mmHg，心率100次/分。头晕、头痛、心悸、耳鸣，夜不能寐。经西医静点甘露醇、硫酸镁，口服卡托普利、心痛定、肠溶阿斯匹林等一周效果不佳。诊其脉，整体浮弦数，阴阳互比，寸高尺低，上盛下虚之象，外强中干。风象明显，阴虚甚，时值春季，稍不注意就会伤风动血。轻取略带紧象。据脉象制定方案如下：先轻散背部膀胱经以疏散表层风寒，待风寒散尽，再逆推膀胱、督脉，引气血下行，重点太溪，以收下行气血入肾，补阴不足，配合口服天麻胶囊、六味地黄丸。治疗当天血压降至正常，晚上睡眠良好，后又巩固治疗一周，患者满意而归。

我们的体会就是脉诊在临床中，举足轻重，尤其是学会一套完善的脉诊方法，使得脉症推拿高度统一，服务临床。

第五十四论　评脉辨证　拔罐现奇功

拔罐疗法是传统中医中常用的一种治疗疾病的方法，是以罐为工具，利用燃烧、抽气等方法造成罐的负压，使之吸附于施术部位，产生良性刺激，以防治疾病的方法。这种疗法可以逐寒祛湿、疏通经络、祛除瘀滞、行气活血、消肿止痛、拔毒泻热，具有调整人体的阴阳平衡，解除疲劳、增强体质的功能，从而达到扶正祛邪，治愈疾病的目的。其特点是：①作用显著，适应证广。②无痛无创，使用安全，操作简便。③经济实惠，便于推广。

我们从气机升降出入的角度来看拔罐之所以有作用就是靠它的负压，它可以引气外出，对于气机出运动不及的一类疾病有着非常好的疗效，不只是受风寒，脉象应该是偏沉偏涩，或弦或紧。

有一患者，头晕不清四年余，检查无任何结果，四处求医未果，诊其脉左脉寸部浅层滞涩，在其后背触到几个僵硬的反映点，予刺络拔罐，一次见效，三次痊愈。

拔罐之所以起效是因为解决了气机出入运动中出运动不及的矛盾。如果不是这样也就会起到适得其反的疗效。

另外拔罐还可以有走罐，顺经络为补，逆经络为泻，走罐的顺逆要看脉象中所体现的气机升降如何失常。如果不循其理就会有效无效心中无数。拔罐过程中还可通过"旋罐"来实施补泻，就像针灸的旋转补泻一样。并且要随时观察脉象的变化。

由于拔罐的疗效有时很显著也很方便，所以民间广泛流传着这样一句谚语："扎针拨罐子，不好去一半子。"但是也不可以为它简单就可随意使用。曾有一患者，患有腰椎间盘突出，诊其脉尺部空大，一医生为其腰部刺络并拔罐，起罐后即痛不能起。

总而言之，中医的特色就是辨证，它的良好疗效就是源于辨证论治，脱离了四诊合参指导下的辨证论治就会像无源之水，无根之木。

第五十五论　评脉来保健

随着经济的发展，人们生活水平越来越高，对健康的要求也就越来越高，相继也就出现通过服用保健品和做按摩、足疗来防治疾病的各种手段。

其实保健比治病更需要水平，"上工不治已病治未病"。病已成，好诊断，好发现，病未成，就不易提前发现，需要高水平才行，就像张仲景给王粲在二十年前就能作出诊断"君四十当眉落，半年当死"一样，那是真正的未病先防，治"未病"了。

曾经有一患者，不知何种原因出现四肢无力，双足水肿，为其把脉，脉象整体无力不任重按，一派阳虚征象，在询问患者日常饮食起居时了解到，患者正在服用一种叫仙人掌的保健口服液，因为知道仙人掌是苦寒之品，所以考虑到很可能这仙人掌就是罪魁祸首，嘱其先停服这种保健品，观察几天，一周后患者基本恢复正常，双足水肿消失，精力也较前有所恢复。现在的保健品很多，一定要辨证应用，但其成分难以把握，怎么办，把握脉象就是最准确地方法，它能随时监测服用保健品后对身体的影响。

还曾遇到一位颈椎病患者，左脉弦涩非常明显，其颈肩背部的肌肉僵硬的竟然像牛皮一样，百思不得其解，只能告诉他说病得不轻为何不早点就诊。患者说他早就很重视了，一年来几乎每天去做保健按摩，每次都要按摩颈椎两个小时，保健师也非常卖力气，力量很大。听后恍然大悟，简单地讲如果你劳动几天手掌很快就会长出茧子，这样的保健很难保证他的颈肩背部不长出茧子。通过解释患者才多少明白为何疾病越来越厉害。其实并非不可按摩，但中医推拿绝非头痛医头脚痛医脚，颈椎病就揉颈椎，是要把握人体气机的运动，有目的的运用推拿手法进行治疗。

足疗是目前一种非常流行的保健方法，人们都说足部是全身的缩影，可治全身疾病，其实不然，它有它的适应范围。盲目去做也是不行的。一定要看脉象是不是上盛下虚，再选择是否做足部保健。通过脉象观察，从尺向寸欠流通，说明人体气血向上运动不畅，这时一般的足疗只能是引气血下行，而使身体阴阳更加趋于不平衡，如果从足部推气血上行就需要的不是一般的水平了。通过我们对作完足疗的顾客的脉象观察，大部分顾客的寸脉较尺脉变得无力，阳入于阴而很容易呼呼大睡，严重的几天都疲乏嗜睡。

总之，我们在给别人保健或自己要享受保健时同样要辨证施法，而且要更加认真和仔细，而把脉就给我们提供了一种最简单最直接的监测人体阴阳平衡的方法。

杂 论 篇

第五十六论　把握影响脉象的因素知常达变

脉象的变化除了自身生理因素外，还受到人的生命运动和自然界多数因素的影响，《素问·宝命全形论》曰："人以天地之气生，四时之法成。"人生活在自然界中，自然界的时令更替，气候变化，所处的地理条件等等，必定会对人体产生一定的影响，促使人体不断地进行自身调节来适应外部环境的变化，脉象自然也会随之而变化。另外，人的情绪、运动、饮食、体质、年龄、时间等因素都能引起脉象发生变化，要准确把握脉象，观察疾病就必须了解影响脉象变化的因素，知常达变，才能真正洞窥人体的变化。

一、气温对脉象的影响

随着自然界气候——温度、湿度、风向等的变化，一年中分为春、夏、秋、冬四季，天地之间的万物都会随着四季的变化而生长、收藏，人生活在天地之间也不例外，自然也受到四季变化的影响，脉象也就会随着时令的更迭而变化。

春季气候温暖，大地回春，植物萌芽，蛰虫复苏，是生机勃勃的季节，人也应春天的升发之象，原在冬季收潜的阳气开始向外舒展了，腠理开始疏松，气血运行渐渐趋向于表，故春脉多微浮。但由于气温尚低，肌肤血脉尚未完全松弛，故春脉也多微弦，《内经》曰："春脉浮，如鱼之游在波。"

夏季气候炎热，万物茂盛，是阳气极盛的季节，人也应夏日生长之象，腠理由未疏松到完全疏松，毛窍开泄，气血流通畅达，充盈于表。机体各方面的代谢旺盛，故夏日之脉多微洪，《内经》曰："夏日在肤，泛泛乎万物有余。"

秋季阳气渐消，进入收敛，阴气渐生，气候由热转凉，草木开始凋谢，再不像夏日那样旺盛充实了，经历了旺盛到了收获的时候，人也应秋日收敛之象，气血也开始收敛渐渐趋于里，腠理也渐渐趋于致密，故秋脉多微毛，《内经》曰："秋日下肤，蛰虫将去。"

冬季气候严寒了，冰天雪地万物潜藏，为藏伏之季，人也应冬日闭藏之象，腠理紧密，气血也趋于里，阳气内潜，故冬脉多微石为平脉。《内经》曰："冬日在骨，蛰虫周密，君子居室。"

此外，现在由于室内人造环境的建立越来越多，这也对脉象带来较大的影响和变化，同时随着全球气温的变暖，脉象也会顺应其变化而发生相应的改变，因此医者在候脉时必须考虑兼顾。

二、地理环境对脉象的影响

地理环境对人的脉象变化影响较大，不同地域环境，气候不一，脉象亦有不同，我国江南人和西北人的脉象有很大的差别，江南人的脉稍细软缓等，这是由于江南的平均气温高，气压低，湿度大，人的皮肤腠理舒缓。西北人的脉多沉实等，这是由于西北高寒，干燥，人的肌肤腠理紧缩，同时北方人食量大，脾胃功能强，又爱食辛辣等，故脉多沉实并关脉突出，另广东、福建有部分地方，因为受瘴气影响，习惯食用槟榔，表里疏豁，脉多微数，少实。

三、时间对脉象的影响

时间对中医来说是比较重要的，不同的时间段对脉象有不同的影响，选择适当的时间候脉是很重要的，古人候脉主张在平旦，古人把一日分为平旦、日中、日西、夜半四个时间段，而中医认为：一日这四个时间段的阴阳消长变化和一年中的春、夏、秋、冬四季的变化规律是一致的，《灵枢·顺气》说："以一日分为四时，朝则春、日中为夏、日入为秋、夜半为冬。"一日之中人的脉象变化也近似于一年的四季脉象的变化；此外，白天的脉象与夜晚的脉也有不同，太阳落山后，阴气渐生，脉多紧细，到了清晨太阳渐升，阳气开始升发，脉象活跃，大而滑利，因此，脉象是随时辰变化而变化的。所以候脉时，必须选择适当的时间，（特别是复诊者）尽量减少时间变化对脉象的影响，才能更真实地探知人疾病的变化。

四、情绪变化对脉象的影响

人的精神活动与气血运行有着密切的关系，当人的情志发生变化时，人的气机就会发生变化，气机发生变化就会影响气血的运行。因此，人一旦受到精神刺激而激动、大怒、惊吓、恐惧、兴奋、忧虑、紧张等都会引起脉象短暂的改变，如：过度的紧张、恐惧，心跳加快，脉象可见数弦细等现象；经常忧伤，生闷气的人脉多沉细；经常用脑或用脑过度的人寸脉浮大、尺沉。关于情志与脉，古人有较深刻的论述，如《医学入门》中说："喜伤心脉虚，甚则心脉沉；思伤脾脉结，甚则脾脉反弦；忧伤肺脉涩，甚则肺脉反洪；怒伤肝脉濡，甚则肝脉反涩；恐伤肾脉沉，甚则肾脉反濡。"

五、饮食对脉象的影响

饮食对脉象的影响较为密切，人在饥饿时脉显得稍缓而动，饭后脉象多洪缓有力，饮酒后脉多洪数，甚则洪大，长期饮食肥甘厚腻之人脉形宽大有力；脉宽大有力独见关部者，表示此人消化好，吸收好，食欲旺盛；过食生冷脉趋缓；过食热品，脉浮大；长期吸烟之人右脉偏浮；长期食辛辣之人左脉浮；长期便秘的年轻人左尺脉有力；老年人则左尺沉细无力；长期减肥的人脉多弱。

六、体质不同对脉象的影响

人受禀赋不同而脉各有所异，加上有男女老少、高矮肥瘦、体质强弱之分，脉象均有差异。高人脉长，矮人脉短，瘦人脉浮，肥壮之人脉沉，气血盛者脉盛，气血衰者脉衰，寡妇室女脉濡弱；黄种人脉短细弱；白种人的脉沉长宽；黑人的脉长浮而有力；肌肉丰满和腰圆腹大者脉特别强，乳房大的女性及产乳期的女性关脉也强，小而胖的人脉沉而短等。

七、不同年龄对脉象的影响

不同年龄气血的盛衰不同，脉象也就不一样，小儿系稚阳之体，其脉多急数，年龄越小脉搏就越快，随着年龄的增长脉象也渐趋于缓，青少年，气血充实，脉多滑，寸部多强，青壮年脉多充盈有力，关尺脉偏强，老年人尺脉多弱；老年人尺脉洪滑者多是长寿之人，老年男性尺脉出现短脉，多见前列腺增生。

八、性别不同对脉象的影响

性别不同脉象也有差异。成年的男性，阳气方刚，气血旺盛，脉来强大有力，寸强尺弱；而女性阴气盛，脉多弱小，尺强寸弱，脉搏的至数稍比男性快些；有生育能力的妇女，左寸脉和右尺脉多见浮滑，特别是在月经前后，排卵期或妊娠时更明显；稍胖，乳房大的女性，尺脉趋沉而关脉浮而有力。

九、劳逸对脉象的影响

体力劳动的人与脑力劳动的人，运动与不运动的人脉象都是不同的。脑力劳动者寸脉强于体力劳动者，经常劳动及体育锻炼的人脉象多缓而大，而非体力劳动者，脉象多濡弱或稍数；人运动后的脉象多急促，休息后宽缓，中午休息后脉宽滑；饭后的人关脉有力，节食的人关脉变弱，性生活后左尺脉变数略空趋大。

第五十七论　脉学研究之现状

虽然脉诊方法在目前的中医临床中的指导意义越来越小，整个诊病过程主要是靠问诊和舌诊，甚至越来越多的人开始怀疑脉诊的意义，但这并没有阻碍一些学者对脉诊的研究，并且都取得了非常大的收获。

一、在脉象方面

一直以来中医诊脉就是要靠脉象对疾病证候做出指导。自从王叔和的《脉经》对常见脉象做出规范之后，中医的脉诊就开始扎根于脉象。在这方面代表性的现代著作要数许进京编著的《最新实用诊脉法》一书，此书对古代脉学文献进行了深入细致的考证、研究和分析，对临床常用脉象的构成条件、脉形规范、分类方法、辨别病脉的方法以及各种脉象的主病分别作了详细的介绍。尤其是对脉象认识的历史发展进行了深入挖掘，并在一些脉象的认识上提出了独到见解，我们在脉象篇的撰写过程中进行了参考和引用。再就是李士懋教授的《脉学心悟》，黄杰熙的《实践脉学》都从脉象的角度对中医脉诊在临床中的应用作了详细阐释。

二、在脉理方面

目前在脉理方面主要是集中在"全息论"在脉学中的拓展，它在中医里面主要体现在"天人相应"这个方面，由于受到现代科学对全息理论的不断深入研究，所以全息理论在中医脉诊中获得了十足的发展。近期代表性的著作应该是金伟编著的《金氏脉学》。他巧妙地把寸口脉的四个层次（浅、中、深、底）的脉搏波的不同脉点与人体的解剖位置巧妙结合，从而实现了脉象从辨证向辨病的发展。这至少为中医诊断中辨证和辨病的结合提供了方法和依据。

三、脉学在心理学方面的应用

中医的脉诊始终和心理学分不开的，因为七情致病是中医致病因素的重要内容，近年来人们不断在这方面进行研究，取得了很大的进步，其中以寿小云编著的《寿氏心理脉学与临床》为代表，在挖掘传统中医理论和融合各民族脉法的基础上形成新的脉学理论，是具有临床实用价值的心理脉学诊法。它力图在人类心理情感活动与中医脉诊之间建立起一座沟通的桥梁，使医者能够直接面对他人的心理情感活动和心理致病因素，实现心理上的沟通和对话。

四、现代科学手段对脉搏波的研究

现代科学的研究大部分都集中在"脉搏波"的研究上，其中的代表著作是《脉搏波的工程分析与临床应用》，此书用现代工程和系统分析方法论述了人体心血管系统中脉搏波产生与传播的机理，脉搏波特征参数的提取与影响参数的各种生理因素，以及由脉搏波原理开发的各种医疗仪器在临床上的一些应用。它不同于中医脉诊，可以算是以现代医学为理论基础的脉诊方法，但也从另外一个方面证实了中医所说的脉象中的确存在着大量的人体病理生理信息。

但所有这些却仍然不能替代我们中医的传统的脉法，因为中医的脉诊就是中医的一个缩影，它以气一元论、阴阳五行学说、脏象学说和经络学说为基础，以辨阴阳为法则，直接指导着临床用药以及针灸推拿等治疗手段的选择。当然中医脉诊也要不断发展增添新的内容，达到更加完善的目的。

第五十八论　脉诊不可神化

中医有四诊，非独脉诊而已，而且四诊和参诊病方可万全，《内经》中也有云："色脉者，上师所秘。"不能只靠脉诊，还要望诊，还要"数问其情"。然而有些医者特臆度其病而妄言之以求其神，当然并非不可，达到了让病人相信的目的，但无形也给中医罩上了神秘的面纱。

各大医家对此都有过感慨，张景岳说："古人以切居望闻问之末，则于望闻问之际，已得其病情矣。不过再诊其脉，看病应与不应也……以脉参病，意盖如此，曷以诊脉知病为贵乎。"李时珍说：

"脉乃四诊之末，谓之巧者尔。上工欲会其全，非备四诊不可……每见时医于两手六部之间，按之又按，曰某脏腑如此，某脏腑如彼。俨然脏腑居于两手之间，可扪而得。种种欺人之丑态，实则自欺之甚也！"徐大椿说："病之名有万，而脉之象不过数十种，且一病而数十种之脉无不可见，何能诊脉即知其何病。此皆推测偶中，以此欺人也。"

近代名医杨则民也曾经评论说："脉诊为近世医者病者所共信，以为诊病惟一之术。在医者可不加问诊而使三指以疏方。病家则隐匿病情以试医生脉诊之能否。医道之荒莫甚于此。此习不去，吾医将无立足地乎！"

当然根据全息理论，脉象作为一个全息载体携带人体的全部生命信息，也确有以脉辨病者，但那已不是中医脉诊的主要目的。而有些人则是靠了其他的手段假托为诊脉而已。据《史记·扁鹊传》中记载：扁鹊"视垣一方人，以此视病尽见脏腑症结"，但以脉为名耳。创独取寸口诊法的扁鹊犹如此，况其后人乎。

目前手诊很是盛行，的确也能看出很多有关疾病的信息，所以又有一些人于诊脉之际观手察病，虽说诊断有所切中，但治疗却不能像诊病那么神了，因为辨证不准确就很难有良好疗效。真正的中医脉诊是为了辨证、为了组方用药、为了针灸推拿的选穴和补泻手法的确定。

更有甚者，那就是采用一些不可告人的手段，曾有一位江湖医者谈及于此，笑而告知之曰，当于某地坐诊必请医托于患者之间相互交流，并事先排号，提前就诊，详告下面患者之病情，如此病人必为医生高明的脉诊水平所折服，而后必任人摆布也。呜呼哀哉，中医竟被如此践踏，诚中医之不幸。

所以作为一个热爱中医的人一定要认真学习脉诊，并广为宣传中医脉诊的意义和真实内涵，不可再让中医这层面纱永远的戴下去！

第五十九论　论脉症从舍

在辨证过程中，脉症表现不一致，经全面分析，认为症状反映了疾病本质，而脉象只能说明病情复杂，即以症状作为治疗的依据，此即舍脉从症；脉症表现不一致，若经全面分析，认为脉象反映了疾病本质，即以脉象作为治疗的依据此即舍症从脉。

徐灵胎对此有过这样的阐述："有宜从症者，有宜从脉者，必有一定之故。审之既真，则病情不能逃。若辨证不明，则不为症所误，必为脉所误矣。故宜从症者，虽脉极顺而症危，亦断其必死。宜从脉者，虽症极险，而脉和，亦决其必生。……噎膈反胃，脉如常人，久则胃绝，而脉骤变，百无一生，此又宜从症不从脉也。总之脉与症，分观之则吉凶两不可凭，合观之则某症忌某脉，某脉忌某症，其吉凶乃可定矣。"其中论述颇有不让人信服之处，"噎膈反胃"于今即是食道癌，如何会脉如常人？"痰厥之人，六脉或促或绝"，痰气厥逆，气机闭阻，或正气与痰气搏击，而显脉或绝或促，此正脉症相符，如何取舍？

《医论三十篇》中云："舍脉，乃脉之伏，不得不舍，非脉有象而舍之也。""为停食、气滞、经脉不行；或塞闭气塞，脉伏不见，唯据证以治"如此而言亦欠斟酌，脉伏亦是象，伏即有因，伏就能体现人体气机闭塞不出的病机特征，这又如何舍得？

《伤寒论》中并不因"脉症不符"而妄行取舍，而是在脉象与病症的"常"、"变"之中辨析其病理机制，弄清脉象变化与症状不符的内在原因，寻求适宜的治疗方法。《伤寒论》第九十二条说："病发热头痛，脉反沉，若不差，身体疼痛者，当救其里，四逆汤方。"第三百零一条说："少阴病，始得之，反发热脉沉者，麻黄附子细辛汤主之。"这两条所论都是"表证",但其脉不"浮"而反"沉"。这种情况下,对脉与症的综合分析非常重要。前条所论,病有发热、头痛、身体疼痛,属太阳表证,其脉应"浮"而反"沉",说明平素阳气不足,里虚较重,故用四逆汤救里,此为寓解表于回阳救逆之中。第三百零一条是太少两感证。病在少阴,不应发热而反发热,故谓之"反"。此"发热",是外感风寒之邪在表。此脉沉,是心肾阳虚不足以鼓动。故要用附子以助心肾之阳,麻黄细辛以解风寒。

故"脉症不符"正是疾病病机体现之焦点所在,这又如何可以随便取舍,张景岳亦云:"虽曰脉有真假,而实由人见之不真耳,脉亦何从假焉!"

第六十论 神者,水谷之精气也

在《内经·平人绝谷》中提到了"神者,水谷之精气也"。又在其他大论中多处提出"胃者,水谷气血之海也",人"有胃气则生,无胃气则死",脉"弱而滑,是有胃气也",所以要真正理解和把握"弱而滑""胃气",就必须理解"神者,水谷之精气也"。其实理解"神者,水谷之精气也"就是要认识水气和谷气的对人体的重要功用,谷气的作用是非常容易理解的,水的作用人们却会疏于深入思考。在这里我们主要探讨"水"的作用。

从中医的角度考虑首先会想到五行之"水",肾主"水"的论述,在这里我们换个角度去认识一下"水"。

人类在火星上寻找生命的痕迹,首先寻找的就是水,有水才有可能有生命。地球上的生命是在咸水中诞生,在淡水中进化,在陆地上成长,不管其形态多么复杂,水在任何生命体中的作用从来就不会有任何减弱。人之所以在陆地上生长是因为人具备了一套完善的储水系统。这个系统在体内储备了大量的水，约占体重的75%。也就是说人体液体的水占75%，而固体只占到25%。现代科学也已证明，人体衰老的主要生理变化特征是组织器官的水分的减少，脂肪增多细胞数目的减少，多数脏器发生萎缩。其根本原因就是水分的丧失。从中医的角度讲就是肾主藏水的能力下降。

在科学中，人们认为只有溶质（也就是溶于体液中的固体物质）才能调节人体的各种活动，调节人体对水分（溶剂）的吸纳。这样的认识其实已使人走向了误区，对于水的功能和作用的认识逐渐淡化和忽略。人们在治病的研究中自然而然把目标都指向了溶质型的药物研究。当然，只有在中医领域里还保留着以溶剂（水）为主要成分的"汤剂"。

美国的F·巴特曼医学博士经过多年的临床研究提出："水是身体里的溶剂，它能调节所有功能，也能调节溶解在水中并在水中循环的溶质的活动。"并且整理出了身体需要水的46个理由和水在人体的9种主要特性和功用，巴特曼博士在临床中只用水就解决了很多迁延不愈的慢性疾病。我们可以去看一看在《本草纲目》中李时珍对水的论述会更加明白也会更加相信"水是治病的良药"。我们相信这一科学认知模式的转变会成为现代医学研究新的发展方向。

至此，我们对《内经·平人绝谷》中提到了"神者，水谷之精气也"的提法应该有更加深刻的认识。水是人体一切生命活动的重要基础，自然对"脉弱而滑是有胃气也"，人"有胃气则生，无胃气则死"也就会有一个崭新的认识。

《内经》相关脉语集萃

平人绝谷第三十二

黄帝曰：愿闻人之不食，七日而死，何也？伯高曰：臣请言其故。

……平人则不然，胃满则肠虚，肠满则胃虚，更虚更满，故气得上下，五脏安定，血脉和利，精神乃居，故神者，水谷之精气也。

故肠胃之中，当留谷二斗，水一斗五升；故平人日再后，后二升半，一日中五升，七日五七三斗五升，而留水谷尽矣；故平人不食饮七日而死者，小谷精气津液皆尽故也。

玉版第六十

岐伯曰：人之所受气者，谷也。谷之所注者，胃也。胃者，水谷气血之海也。海之所行云气者，天下也。

第六十一论　独处藏奸论

诊脉察"独"之法首见于《内经·三部九候论》："帝曰：何以知病之所在？岐伯曰：察九候独小者病，独大者病，独疾者病，独迟者病，独热者病，独寒者病，独陷下者病。"又说："九候之相应也，上下若一，不得相失。"由此我们可以看出察"独"之法也就是互比互参，从九候中找出"与众不同"者。

《内经》脉法非常重视对整体的把握，并且认为局部要服从整体的协调和谐的特性，如果不能融入到整体中来那就是"独异"的变化，即为病态，其实这正是中医整体观念和辨证的具体体现。三部九候诊法中的这种察"独"的方法，其实也适合于其他各种诊脉方法，明代张景岳在他的《景岳全书·脉神章》对此有着颇为深刻的见解，他说："独之为义，有部位之独也，有脏器之独也，有脉体之独也。部位之独者，谓诸部无恙，唯此稍乖，乖处藏奸，此其独也。藏气之独者，不得以部位为据也，诸见洪者，即是心脉，诸见弦者，即是肝脉……此藏气之独。脉体之独者，如经所云……总此三者，独义见矣。"他将寸口脉象的异常变化不论出现在一部或三部都称为独异，而寸口脉的这种独异变化就成了辨证的重要内容。

当然我们要想在整体中辨出独异，那就必须是首先准确把握住这个整体才行。从中医的角度讲人体应该是一个多层次多角度立体多维阴阳的平衡共同体，混而为一。也即《内经》所云："阴阳者，数之可十，推之可百，数之可千，推之可万，万之大不可胜数，然其要一也。"这个"一"可理解为一混元之太极。《道德经》中云：万物负阴而抱阳，冲气以为和。这个"和"字准确地道出了人这个整体的根本特性。而把握这个"和"自然就离不开阴阳，所以《黄帝内经》中反复强调"察色按脉，先别阴阳"。

所以察"独"之法，亦不外乎"先别阴阳""阴阳互比"之理。始终遵循着气一元论及阴阳法则的指导。

《内经》相关脉语集萃

三部九候论篇第二十

帝曰：以候奈何？岐伯曰：必先度其形之肥瘦，以调其气之虚实，实则泻之，虚则补之。必先去其血脉而后调之，无问其病，以平为期。

帝曰：决死生奈何？岐伯曰：形盛脉细，少气不足以息者危。形瘦脉大，胸中多气者死。形气相得者生。参伍不调者病。三部九候皆相失者死。上下左右之脉相应如参舂者病甚，上下左右相失不可数者死。中部之候虽独调，与众脏相失者死。中部之候相减者死，目内陷者死。

帝曰：何以知病之所在？岐伯曰：察九候独小者病，独大者病，独疾者病，独迟者病，独热者病，独寒者病，独陷下者病。

……是以脱肉身不去者死。中部乍疏乍数者死。其脉代而钩者，病在络脉。

九候之相应也，上下若一，不得相失。一候后则病，二候后则病甚，三候后则病危。所谓后者，应不俱也。察其腑脏，以知死生之期，必先知经脉，然后知病脉。真藏脉见者胜死。足太阳气绝者，其足不可屈伸，死必戴眼。

帝曰：冬阴夏阳奈何？岐伯曰：九候之脉皆沉细悬绝者为阴，

主冬，故以夜半死。盛躁喘数者为阳，主夏，故以日中死。

是故寒热病者以平旦死。热中及热病者以日中死。病风者以日夕死。病水者以夜半死。其脉乍疏乍数，乍迟乍疾者，日乘四季死。

形肉已脱，九候虽调犹死。七诊虽见，九候皆从者不死。所言不死者，风气之病，及经月之病，似七诊之病而非也，故言不死。若有七诊之病，其脉候亦败者死矣。必发哕噫。

必审问其所始病，与今之所方病，而后各切循其脉，视其经络浮沉，以上下逆从循之。其脉疾者不病，其脉迟者病；脉不往来者死，皮肤着者死。

第六十二论　再论"胃、神、根"

对平人脉象的论述在《中医诊断学》里主要概括为"胃、神、根"。"胃"亦称为有胃气。胃为水谷气血之海，后天之本，是人体营卫气血之源，人之生死，决定于胃气的有无，故有《内经》"有胃气则生，无胃气则死"之说。

那脉象中有胃气到底是一种什么样的特点呢？对此论述最早见于《素问·玉机真藏论》中，它把有胃气描述成"脉弱而滑是有胃气也"，《灵枢·终始》中说："邪气来也紧而急，谷气来也徐而和。"戴同父对胃气作了具体的描述："凡脉不大不细，不长不短，不浮不沉，不滑不涩，应之中和，意思欣欣难以名状者为有胃气。"

周学霆在《三指禅》中则描述为缓，他认为缓即为有胃气，并歌而赋之："四至调和百脉通，混涵元气此身中，消融宿疾千般苦，保和先天一点红，露颗圆匀宜月夜，柳条摇曳趁春风，欲求极好为权度，缓字医家第一功。"总之不外乎阴阳合和，阴平阳秘，水火既济，升降出入平衡之象也，谓之中可也，谓之一亦可也，五行论之谓之土可也。

至于"神"和"根"，神者，心之所主也，根者肾气也，五行论之无非水之与火也。若胃、神、根三者合而观之，非一太极而为何！水火既济而必得其中，中不离水火，水火者，阴阳之征兆也。

人者禀中气而生，中气者土也，土之数为五，故人一呼一吸之间，脉当五动以应土，且五十动而不结代也。（以应天地之数）火为阳，阳性刚，水为阴，阴性柔，阴阳和合，刚柔相济，脉亦如之，故似有力似无力也。

脉之至为阳，为离，为火，为夏至，当有力，阳极生阴而阳中有阴也，故不失其柔；脉之止也，为阴为坎，象水，如冬至，故脉软柔，然阴极生阳而阴中有阳，故亦不失为有力。

故以太极之理观之，必黪然也，太极者，阴阳相抱而不离也，阴非其阴，盖阴中有阳，阳非其阳，盖阳中有阴，阴得阳和，阳得阴收，故经云：阴平阳秘，精神乃治，阴阳离决，精气乃绝。故"胃、神、根"之说亦不失《内经》脉法之主旨。

第六十三论　周学霆"缓脉"定平人

周学霆的《三指禅》在中医脉诊中有很大影响，尤其强调以平人脉象为准则和尺度，如无平人脉象之度，把脉就会阴阳难辨。这基本暗合《内经》脉法之秘旨。从其著作中我们也可看出他的脉法遵循着《内经》脉法思想。

周学霆曾经说过"叔和《脉经》兵燹之余，无复睹其全本，五代迄今，千有余年，脉诀迭出，尽失《灵》、《素》、《难经》原文。是编取缓字为平脉，以定病脉，根柢《内经》以平人定病脉之谛。"他认为他的《三指禅》"一字一句，悉宗经文"。

周学霆的学脉过程有着不同一般之处，那就是曾得到高人指点，他说："余未及冠，因病弃儒，留心医学，研究诸书，并无一字之师，独于脉，稍得异人指示，提一缓字，而融会之，全身脉症，于瞬息间，尽归三指之下。"

如何才能学好缓脉，周学霆提出了"禅悟"之法："医理无穷，脉学难晓，会心人一旦豁然，全凭禅悟。"并且指出读"缓"字的具体方法："焚香趺坐，静气凝神，将缓字口诵之，心维之，手摩之，反复而详玩之，久之，缓归指上。以此权度诸脉，了如指掌。"这和《黄帝内经》中所说的"持脉有道，虚静为宝"也似不谋而合。

缓脉的内涵是什么，周学霆曾作诗赞之曰："四至调和百脉通，浑涵元气此身中。消融宿疾千般苦，保合先天一点红。露颗圆匀宜夜月，柳条摇曳趁春风。欲求极好为权度，缓字医家第一功。"解释说："不浮不沉，恰在中取；不迟不数，正好四至。欣欣然、悠悠然、洋洋然，从容柔顺，圆净分明。"

他认为缓脉就是脉有神气有胃气的表现，并解释说："四时之脉，和缓为宗，缓即为有胃气也。万物皆生于土，久病而稍带一缓字，是为有胃气，其生可预卜耳。（统六脉而言，不得独诊右关。）""无病之脉，不求神而神在，缓即为有神也。方书乃以有力训之，岂知有力，未必遂为有神，而有神正不定在有力。精熟缓字，自知所别裁。"

总之，周学霆《三指禅》诚为对《内经》脉法的继承和实际应用的总结，通过学习《三指禅》我们可以更好的领会《内经》之脉法奥旨。

第六十四论　柯琴言脉

柯琴对脉诊的研究可以说是独具慧眼，在脉诊中对阴阳的运用可以说是游刃有余，他的脉诊思想集中体现在他所著的《伤寒论翼·平脉准绳第七》中。

首先他对人们追求脉象主病的现象提出了尖刻的批评。他说："自有《脉经》以来，诸家继起，各以脉名取胜，泛而不切，漫无指归。夫在诊法取其约，于脉名取其繁，此仲景所云'驰竞浮华，不固根本'者是也。仲景立法，只在脉之体用上推求，不在脉之名目上分疏。"

他认为诊脉的关键是在于"指法之巧，看法之细"。他首先提出把握脉象要从五个要素去分析，即"脉体、脉势、脉气、脉形、脉息"，并且把每种要素再分阴阳，这和我们所主张的"脉象剖析法阴阳"有异曲同工之处。

既然把脉要在脉之体用上推求，所以他把阴阳、表里、脏腑、浮沉当为体，诸脉象分别为体之用，"体用之间，见脉之变化，而致病之因，与病情之虚实、病机之转移，亦随之而见。"

柯琴根据阴阳之理把脉的分析方法分为：脉有对看法，有正看法，有反看法，有平看法，有侧看法，有彻底看法。

阴阳相互对立，所以看脉有对看法，比如有浮即有沉，有大即有弱，有滑即有涩，有数即有迟。合之于病，则浮为在表，沉为在里，大为有余，弱为不足，滑为血多，涩为气少，动为搏阳，弦为搏阴，数为在腑，迟为在脏。

阴阳相互制约，所以有正看法，如浮、大、动、数、滑脉气之有余者为阳，当知其中有阳胜阴病之机；沉、涩、弱、弦、迟脉气之不足者为阴，当知其中有阴胜阳病之机。

阴阳消长，所以有反看法，夫阴阳之转旋也，有余而往，不足随之，不足而往，有余从之。故其始也，为浮为大为滑为动为数；其继也，反沉反弱反涩反弦反迟。此是阳消阴长之机，其病为进。其始也，为沉为弱为涩为弦为迟；其继也，微浮微大微滑微动微数。此是阳进阴退之机，皆病为欲愈。

阴阳相互转化，所以有平看法，浮为阳，如更兼大、动、滑、数之阳脉，是为纯阳，必阳盛阴虚之病矣；沉为阴，而更兼弱、涩、弦、迟之阴脉，是为重阴，必阴盛阳虚之病矣。

阴阳互根，所以有侧看法，如浮而弱、浮而涩、浮而弦、浮而迟者，此阳中有阴，其人阳虚而阴脉伏于阳脉中也，将有亡阳之变，当以扶阳为急务矣；如沉而大、沉而滑、沉而动、沉而数者，此阴中有阳，其人阴虚而阳邪下陷于阴脉中也，将有阴竭之患，当以存阴为深虑矣。

另有彻底看法如浮、大、动、滑、数之脉体虽不变，始为有力之阳强，终为无力之阳微，知阳将绝矣；沉、涩、弱、弦、迟之脉，虽喜变而为阳，如急见浮、大、动、滑、数之状，是阴极似阳，知反照之不长，余烬之易灭也。人有生息则生，无声息则亡，此则是跳出阴阳的彻底看法。另有真阴真阳看法以类似之，如凡阴病见阳脉者生，阳病见阴脉者死也。

我们可以看出，真正的诊脉是要把中医理论彻底地融会贯通到整个诊脉的全过程中，而非就是简单诊出脉象就万事大吉了。所以学习脉法要认真学好中医的基础理论，尤其是阴阳理论，盖阴阳者，天地之道，万物之纲纪，变化之父母，生杀之本始，神明之府也，天地万物无不由之，故诊脉治病必法于阴阳。

第六十五论　滑寿诊脉六字真言

滑寿在他的著作《诊家枢要》中提出"察脉须识上下来去至止六字"，《景岳全书》则称为"诊家之纲领"，《辨脉指南》称其为"脉中之神机"。所以后世医家称之为"六字诀"。

滑寿认为"上者为阳，来者为阳，至者为阳；下者为阴，去者为阴，止者为阴。上者自尺部至于寸口，阳生于阴也；下者自寸口至于尺部，阴生于阳也。来者自骨肉之分出于皮肤之际，气之生也；去者自皮肤之际，还于骨肉之分，气之降也。应曰至，去曰止"，人身之升降、出入、真阴、真阳尽在其中矣。《素问·六微旨大论篇第六十八》曰："升降息则神机化灭；出入绝则气立孤危。"由此六字即可准确把握神机矣。

滑氏所言"上下来去至止"六字诚得《内经》脉法之奥旨也，故结合岐轩脉法详细论之。

上为寸，下为尺：寸尺分阴阳以象人之上下也，在人上为阳，下为阴，以寸尺主之，脉之由尺入寸者，犹人之元气，由下而上也。以天地论之为"地气上为云"。脉之由寸入尺，犹如人之气由上而下也，阳入阴中也。以天地气化言之为"天气下为雨。"此为阴升阳降天地之交也，以此可知之人之阴阳升降、相交之机也。（又地气上，天气下，此天地交泰之意也。）

脉之应手而起为来，脉之伏为去，来为阳，去为阴，气聚则为物，散则为气。人亦气之所化也，故其气必聚，脉应之而沉而去，此应阴也，应地之静；天人合一，人亦应天之动也，故气欲散，脉应之而浮而来。以上两条可以察气之升降出入也。

"上下来去"也是岐轩脉法中阴阳互比的理要内容，阴阳于脉。来为阳，去为阴，来去无偏则不浮不沉，居于中；上为阳，下为阴，（寸尺也）阴平阳秘则上下脉大小、浮沉长短来去无偏也。左为阳右为阴，阴阳调和则左右齐等。

脉之至为阳，当有力，阳中有阴，故不失其柔；脉之止也，为阴，象地，故脉软柔，然阴中有阳，故亦不失为有力。此两字乃指阴阳转化之机也，脉之至，阳极生阴，如午时一阴初生；脉之止，阴极生阳，如子时一阳初生。

张景岳对此又进一步引申，他认为此六字还具有：初中末三候之候诊法。其曰："初诊之先，应当详审上下，上下之义，有升降焉，有阴阳焉，有藏象焉，有补泻焉。上下确然，则证治条分而经纪自见，此初候之不可不明也。及诊治之候，即当察来去，来去之义，或指下之和气未来，形证之邪气未去，此进退之可别也。或何者为邪气渐去，何者为生气渐来，此消长征矣。来去若明则吉凶可辨，而权衡在我，此中候不可不察也。再统初中全局，尤其详见至止，至止之义，即凡一举一动，当料其势所必至，一闻一见，当思其何所抵止，知终知始，庶乎近神矣，此末候不可不察也。"当然这是对整个诊治疾病过程的精准把握。

我们可以看出要想真正学好中医必须要在经典上下足功夫才行，深入学习研读《内经》、《难经》、《伤寒》，不能浅尝辄止。

第六十六论　张锡纯脉诊定乾坤

一代大师、近代名医，盐山张锡纯，是一位善于继承，又勇于开拓进取的医家。他注重实践，临证辨治，精于脉法，且多深邃之见。对近世中医有着深远影响。张氏有云："医家四诊，以辨证为最要。医者终身临证，而于诊脉之际，总觉游移而无确据。此固因脉法之难学，实亦脉学之出，不能简要详明，令人一目了然也。"在张氏著中无专章论述脉法，乃散见于书中治例、医案之记述中，故非泛泛之谈，更能体现脉诊的灵活运用和在辨证论治中的价值。

通过我们对其著作的研读，总结出张锡纯临床脉诊的特点如下：

一、阴阳之理融贯于诊脉析脉过程之中

脉象浮，为外感，但张锡纯并不拘泥于此而是根据阴阳之理整体分析，而最终能力挽狂澜。比如张氏在寒解汤验案中载：一少年，孟夏长途劳役，得温病医治半月不效。张氏诊视，见其两目清白，竟无所见；两手循衣摸床，乱动不休，谵语不省人事，其大便仍每日一两次。诊其脉"浮数,右手之浮尤甚,两尺按之即无"。张氏分析:虽然病势垂危之极,但脉浮表明病仍在太阳,且"右寸浮尤甚",为将汗之势;其之所以将汗而不汗者,乃人身之有汗,如天地之有雨,应天地阴阳和而后才能有雨,人身亦阴阳和而后才汗。此证因为"尺脉甚弱",阳升而阴不能应,故而无汗则表证不解。对此,张氏运用大润之剂,峻补真阴(熟地黄、玄参、阿胶、枸杞之类,约重六七两,煎汤一大碗,徐徐温饮下,一日连进两剂),济阴以应阳,即日大汗而愈。此案表明:病人右脉寸浮,虽表证仍在,但内伤阴虚已现,故"右寸之浮大甚",但两尺按之即无,表明两手尺脉均弱甚。未提左脉,表明左寸无浮象。虽有外感太阳表邪未除,但正气阴虚之象毕露。表证汗解,观"非必发汗之药始发汗也",张氏大补真阴,以阴阳和而达到表从汗解之妙。这正是脉象对病机的准确体现和张氏精辟的分析才有绝妙的处方和神奇的疗效,这也体现出张氏对《内经》"察色按脉,先别阴阳"的深入理解和把握。

二、阴阳互比辨阴阳

左脉大于右脉病例:张氏记录一验案:周宝和,二十余岁,得温病,医者用药清解之,旬日其热不退。张氏诊其脉"左大于右一倍",且"按之有力"。张氏分析认为:如果寒温之邪传入阳明,其"脉皆右大于左",因为右脉阳明属脾胃也,因而认为"阳明之脉在右也";因此,张氏认为"此证独左大于右,乃温病之变证"也;故从外感论治,方用小剂白虎汤(生石膏用五钱),重加生杭芍两半,煎汤两茶杯顿饮之,须臾小便一次甚多,病若失。

右脉大于左脉病例:张氏验案:陈某,年四十余,自正月中旬,觉心中发热懒食,延至暮春,其热益甚,常腹疼,时或泄泻,舌苔微黄,其"脉右部弦硬异常,按之甚实"。张氏认为:其"脉象不为洪实而弦硬之象者",因胃土受侮。亦从肝木之化也;此乃外感伏邪,因春萌动,传入胃腑,久而化热,而肝木复乘时令之旺以侮克胃土所致也。因此,治用滋阴泄热之法,药用生杭芍、山药、滑石、玄参各一两，甘草、连翘各三钱，煎服一剂，热与腹痛皆愈强半，且"脉象已近和平"，又将芍药、滑石、玄参各减半，又服一剂而痊愈。

寸弱于尺，大气下陷不升病例：张氏验案：一妇人，年二十余，因与其夫反目，怒吞鸦片，已经救愈，忽发喘逆，迫促异常，须臾又呼吸停顿，气息全无，约十余呼吸之顷，手足乱动，似有蓄积之势，而喘复如故，若是循环不已，势近垂危，延医数人此不知为何病。后张氏为其诊脉，其脉"左关弦硬"，"右寸无力"。静思良久，恍然悟到："此必怒激肝胆之火，扶下焦冲气上冲胃气"，欲治此证，非一药而兼能升陷降逆不为功，随用桂枝尖四钱，煎汤饮下，须臾气息调和如常。或问：桂枝辛散温通之品，为何有降逆之功？张氏谓：桂枝其花开于中秋，是桂之性原得金气而旺，且味辛属金，故善抑肝木之盛使不横恣，而桂枝之枝形如鹿角，直上无曲，故又善理肝木之郁使之条达也；且其味甘，故又善和脾胃，能使脾气之陷者升，胃气之逆者下降。一疏肝之郁，二平喘之逆，三调气之升降。

大气下陷，人皆知此语出自张锡纯。其实"大气"一词早见于《灵枢·五色》云："大气入于脏腑者，不痛而卒死。"大气下陷的病理却述之于《医宗金鉴·伤寒心法要诀·血痹虚劳脉证并治》云："脱气者，谓胸中大气虚小，不充气息所用……"张锡纯在《医学衷中参西录》中对大气下陷作了专门论述。在书中他还提出了"宗气下陷"，并说大气下陷即是宗气下陷。根据他对大气下陷的描述，确实可以认为是宗气不足。

上（寸）盛下（尺）虚（左）镇肝息风病例：张氏所创镇肝熄风汤治中风证，首辨为"脉弦长有力"，或"上盛下虚"；若"尺脉重按虚者"，加入熟地黄、山萸肉。镇肝熄风汤因其名可知治肝之理，而"脉弦长有力"主肝火上盛，"尺脉重按虚者"为下焦有虚。张氏治刘铁珊将军，其脑中常觉发热，时或眩晕，心中烦躁不宁，"脉象弦长有力，左右皆然"，诊为脑充血证，投以镇肝熄风汤，加地黄一两，连服数剂，脑中不觉热，后减地黄用量，服药旬日，脉象和平。又治一新妇，过门旬余，忽然头痛。他医不效，张氏诊其"脉弦硬而长，左部尤甚"，知其肝胆之火上冲过甚也。遂用镇肝熄风汤。加龙胆草，服两剂头不痛，而"脉象依然有力"，又去龙胆草加地黄，服药数剂，"脉象如常"。

三、评脉辨升降 靶向来用药

张锡纯用药最重升降和归经。比如他见左身疼痛多用鹿角胶，右身疼痛多用虎骨，它认为此二种药一个走左边一个走右边；见左脉不升就用柴胡、桂枝，右边不升就用桔梗、葛根等，见右脉浮长的冲气上逆就用代赭石，如果是左脉上盛下虚就用牛膝引血下行，治疗胸中大气下陷和肝阳上亢之方就是从把握气机的角度选择用药组方。书中之实际病例到处都是，不胜枚举，若潜心于斯，必有所获。

纵览张氏之书，我们可以看到张氏在临床上极其重视脉诊，疑难之病最后都要靠对脉象的把握才能一锤定音，其精辟之分析确为后世之范例。

第六十七论　持脉有道　虚静为宝

《黄帝内经》中云："持脉有道，虚静为宝"，提出了在诊脉时医者应有的心态。《易》曰："易也，无思，寂然不动，感而遂通。"也就是说持脉之时若能"虚静"，就会"感而遂通"，诊脉就会灵感倍出而处处洞然也。

但是如何做到持脉之时心态"虚静"，那就要在平时下功夫了，俗语云：台上一分钟。台下十年功。此于业医者也是如此。

首先作为一个医生必须重视德行的培养，也就是说必须要有良好的医德，才会有成为大医的基础。

元·王好古《此事难知·序》中说："盖医之为道，所以续斯人之命，而与天地生生之德不可一朝泯也。"

清·叶天士《临证指南医案·华序》中说："良医处世，不矜名，不计利，此其立德也；挽回造化，立起沉疴，此其立功也；阐发蕴奥，聿著方书，此其立言也。"

清·王士雄《潜斋医话·医鉴》中说："医道微也，非绝欲无私，通神于微妙之乡，穷理尽性，研几于幽明之极者，不足以传也。"

唐·孙思邈《备急千金要方·大医精诚》中说："有患疮痍下痢，臭秽不可瞻视，人所恶见者，但发惭愧凄怜之意，不得起一念蒂芥之心。"

清·冯兆张《冯氏锦囊秘录》中说："凡诊视妇女及孀妇、尼姑，必俟侍者在旁，然后入房观看，既可杜绝自己邪念，复可明白外人嫌疑，习久成自然，品行永勿坏矣。即至诊视娼妓人家，必要存心端正，视如良家妇女，不可一毫邪心儿戏，以取不正之名，久获邪淫之报。"

若非医德高尚，胸怀众生如何能做到临诊之时心如朗月照虚空。另外决不可以为医只是小道，当作谋生的手段而轻视之，必要胸怀天下，博学多识。

《素问·徵四失论》中说："道之大者，拟于天地，配于四海，汝不知道之谕，受以明为晦。"

明·裴一中《言医》中说："学不贯今古，识不通天人，才不近仙，心不近佛者，宁耕田织布取衣食耳，断不可作医以误世！医，故神圣之业，非后世读书未成，生计未就，择术而居之具也。是必慧有夙因，念有专习，穷致天人之理，精思竭虑于古今之书，而后可言医。"

孙思邈还说："若不读五经，不知有仁义之道；不读三史，不知有古今之事；不读诸子，睹事则不能点而促之；不读《内经》，则不知有慈悲喜舍之法；不读《庄》、《老》不能任真体运，则吉凶拘忌，触深而生……若能见而学之，则于医道无所滞碍，尽善尽美矣。"

德立而后道生，学圆而后智足，至得此时不求"宝"而"宝"在胸中矣。此时方知虚静之妙用，且看先贤如何描述。

明·缪希雍《本草经疏·祝医五则》中说："凡作医师，宜先虚怀，灵知空洞，本无一物；苟执我见，便与物对；我见坚固，势必轻人，我是人非，与境角立，一灵空窍，动为所塞，虽曰亲近人，终不获益，白首故吾，良可悲矣。"

明·王绍隆《医灯续焰》中说："医虽小道，实具甚深三昧。须收摄心体，涵泳性灵，动中习存，忙中习定。外则四体常和，内则元神常寂。然后望色闻声，问病切脉，自然得其精，而施治得宜也。"

清·柯琴《伤寒来苏集·季序》中说："世徒知通三才者为儒，而不知不通三才之理者，更不可言医。医也者，非从经史百家探其源流，则勿能广其识；非参老庄之要，则勿能神其用；非彻三藏真谛，则勿能究其奥。"

《黄帝内经》中对此更是称赞有加，在《上古天真论》中说："虚邪贼风，避之有时；恬淡虚无，真气从之，精神内守，病安从来？"

通过以上论述，我们应该知道了《黄帝内经》中"持脉有道，虚静为宝"真实的内涵所在，作为一个医生应该首先从自我做起，努力成为一个大医，为拯救含灵之苦鞠躬尽瘁，死而后已！

附一：黄德忠医师脉诊心得

一、至简至易的"岐轩脉法"

脉法是中医临床的重要诊断方法，作为中医师必须熟练掌握脉诊，才能进入中医之门，否则你就是门外汉，但从古到今又有几个人能真正掌握脉诊的呢？有些医师做了几十年临床，到头来候脉是怎样一回事也不知道。

也难怪的，古人一直都比较保守，真正的脉法都要心传口授，秘而不宣，很少在纸上露半字，纵观现在传下来的或是书记载的都是一些树叶花枝，名词多没有统一的标准，并且晦涩繁杂费解，概念固执抽象，令人难以掌握；《濒湖脉学》列 27 种脉象，《脉经》列 24 种，《难经》也列了 20 多种，甚至现在还有些人为了标新立异，在脉名上大做文章，于是又多发明几种，形成了三十多种脉象，加上每个脉临床上都不是单一存在表现的，往往多种脉象兼在一起，这样一来那不是有上百种脉象了，怎叫人不眼花瞭乱？真是"心中易了，指下难明"呀！临床中怎样去分明辨别呢？虽然后来也有不少医学家将其删繁就简，提出四纲脉、六纲脉、八纲脉等，但还是难以掌握，切入不了病机，脉中虽然讲了阴阳，但实在离阴阳太远了，违反自然规律；岐轩脉法则以阴阳贯通整个脉诊过程，层层深入，环环相扣，完全从传统脉学中跳了出来，只抓"阴阳"二字。

岐轩脉法首先是融入了人体全息理论，认为小小的寸口，也是一个人的缩影，对寸口寸关尺三部脉同人体关系相对应阐释，寸上候人的头，上肢，胸；关在中候人的腹部；尺在下候人的腰、下肢，这样直接简明，更易察觉病变部位的阴阳气机升降出入的变化。不像传统脉法将寸、关、尺同五脏六腑的对应关系，那么复杂繁琐，如左寸候肺与大肠，肺与大肠的病怎样候？总不能说肺的病是大肠病，大肠的病也是肺的病呀！令人费解难以接受。

阴阳互比法是岐轩脉法的重要法则，实行了一人一脉，跳出了传统脉学固定晦涩的脉名，避开了以名去套象、以象求症的繁杂错误方式；岐轩脉法将阴阳贯穿整个脉诊过程，阴阳互比法是反映人体阴阳气机升降出入的变化。《内经》曰："左右者，阴阳之道路也。"左以诊阳，右以诊阴，左右对比反映人体阴阳的盛衰；在上为阳，在下为阴，上下互比反映了人体阴阳升降相交之机；浮为阳，沉为阴，浮沉互比反映了气机的出入变化；脉的来去至止反映了人体气血的盛衰和气血在脉管中的流畅情况，这样一来人体的气血盛衰阴阳升降，气机出入不是很明白了吗？人的气机运动方式，无非是升降出入，《内经》曰："出入废则神机化灭，升降息则气立孤危。"

诊法是根本，是脉诊的起点和过程，诊法正确才能直接窥探病机，因为岐轩脉法是从传统的脉象中跳出来的，不讲"象"，独讲一"法"字，是站在更高的角度剖析脉学，使之简明化，实用化；岐轩脉法在传统的举、按、寻三种手法中又加了"抚"、"触"之法，使诊脉更形象化更完善化，更容易准确地把握脉的微妙变化，而传统脉法重视"象"的描述，将二十八部脉描述出来，用脉名套脉象，用象取症，给人一种繁琐抽象，晦涩费解的感觉，对初学者是望而止步，无从着手，更不用说把握病机了。岐轩脉法不一样，是从繁杂中跳了出来，讲一个"法"字，能从根本上把握病机。

总之岐轩脉法给人感觉更简明化，系统化，快捷准确化，实用化，更易于掌握。

二、岐轩脉法与传统脉法

脉法是中医临床的一门特殊学科，是从桡动脉搏动的各种微细变化中来推理生理机能与病理情况的一种独具风格和形式的诊断方法，也是中医理论与临床的重要组成部分。但是传统的中医论脉方式，不仅是晦涩费解，更是不可避免的固板抽象。从而使一些人望而止步，甚至有一些苦研几十年终不得入门，理论通了到临床无从着手，正如所说"心中易了，指下难明"之感叹！逼不得已而退避三舍，不敢问津。但作为一个中医师哪能不会脉诊呢？

我们博览了众多古人的脉学著作和脉案，发现所有的人都有一个通病，就是重于脉象求症的方式，这个是什么脉，是什么症，用什么药等的死板呆滞公式，而都忽视了脉诊过程中的一个重要法则

——诊法，如：浮脉，你怎样知道这个是浮脉，浮脉是怎样候出来的，为什么叫做浮脉等等。诊法是诊脉的起点和过程，是根本，可以直接窥探病机；而脉象是终点和结果，是枝叶；而现代研究脉法的人都是急功近利，直接取其结果见成效，那是错误的。而岐轩脉法呢？则是注重了脉学的诊法，进行阴阳互比，直接从根去取，站在更高的角度剖析脉诊，排除了繁杂的枝叶和不成熟的果实。给临床诊断治疗用药带来了更方便、更快捷、更准确的方法。

在传统脉学讲的正常脉象，即是"平脉"，是不沉不浮，不大不小，来去和缓，均匀，从容不迫，有胃、有根、有神。请问你怎样理解这句定义呢？什么是大什么是小，你能定出来吗？你永远无法把握；人有种族、地域不同，高矮肥瘦不同……千人有千脉，哪有相同的呢？请问传统脉象以哪个人的脉象为标准？但岐轩脉法就不同了，运用阴阳互比，千人千脉。而且在不同的时间段都有不同的脉象，岐轩脉法是将阴阳贯穿了整个脉诊过程。只要是符合阴阳平衡之理的脉都是正常的，不符合阴阳平衡之道的都是病脉，所以岐轩脉法是比较灵活的，实用的，没有规定的脉象，让你去求症，只有灵活的法则和诊法，让你发挥。

岐轩脉法并不是我们的独创，而是我们对远古脉法的挖掘、整理，完善和发展，克服了传统脉法的脉理远离阴阳的错误，去除了晦涩繁杂令人难以费解的定义名词。岐轩脉法一改传统的"心中易了，指下难明"的古训，应改为"心中易了，指下也明了"。

附二：杨峰医师临证脉诊应用心得

我是一名基层的临床医务工作者．在基层工作有很多不方便的地方，当然有弊就有利，基层也更能体现一个医务工作者的技术水平，更能锻炼人。今就我学习岐轩医学后对针刺的一些想法随便说说。

何谓得气？酸麻胀痛？酸麻胀痛只是得气必须的前提。《灵枢·终始第九》中说："所谓气至而有效者，泻则益虚，虚者脉大如其故而不坚也，坚如其故者适虽言快，病未去也。补则益实，实者脉大如其故而益坚也，夫如其故而不坚者，适虽言快，病未去也。故补则实，泻则虚，痛虽不随针减，病必衰去。"我们的老前辈在几千年前就已经告诉我们，针刺得气与否，最终的判断依据是脉象的变化。即使刺后病痛没有减轻，只要脉象向好的方向发展，病情就一定会好转。对此我深有体会。

今有一临诊病例介绍于下：

患者为六十岁老翁，有脑梗死病史，语言不利，记忆力下降，步履蹒跚，右手握物无力，表情淡漠。一月前，右颈外上部出现一核桃大小的红斑，出现咽痛，吞咽困难，红斑处有火热感，大便秘结等症状，经多方医治无效。于前几日偶遇我，述其病情，诊脉：右脉寸关弦实，尺沉弱欠根，左脉上下不能贯通，浮沉起伏之势甚微，也以尺部偏弱。舌质紫暗，苔浊。经吾师指导，针刺中脘、关元、足三里、太溪、内关。针刺当日右脉柔和，尺部略起，已有根。左脉如江河上源之小溪，有丝丝贯通之势。但症状未减；次日针刺后脉较前大好转，症状明显减轻；三日，颈部红斑疼痛消失。右手握物有力，吞咽较前顺畅。此症乃阳明腑实之证。（右脉弦实、便秘都为阳明腑实之证。）颈右外上部红斑处也为阳明经所过之处，所以取中脘、足三里，以通调腑气。又因尺部沉弱欠根，取关元、太溪，以固本培元、扶助正气，又因左脉欠流通，取内关以条畅气机，脉、症、针三位一体，气至而有效。

以上是晚辈小生的一点拙见，如有不当之处，请各位同行前辈多多指教。

按：杨医生所述基本体现了岐轩针法的精髓，即"脉、症、针三位一体，气至而有效"。当然这一切都是缘于杨医生对岐轩脉法的准确把握和灵活运用。

附三：王笠光医师脉诊心得

一、学习脉诊三天之体会

带着对中医基础理论的爱好及肤浅认识，怀着对祖国医学奥妙的崇敬和追求，本着能深刻理解脉诊并将之运用于临床的目的，参加了岐轩脉法学习班，在临床学习了三天，经过如是：

第一天：茫然不知所措，心中一片迷惘。

第二天：茫茫乎不知所需，忙碌于摘抄病例之中，心中当然昏暗。

第三天：于茫然与忙碌之后静思细审，心中出现一丝曙光——岐轩脉法的奥妙就在于把握人气机的运动规律及其阴阳属性！（这是老师的指点，也是岐轩脉法之宗旨。）

人体的气机运行规律是升降出入，而脉象的纲领则是浮沉迟数，而这些都逃不出阴阳之属。

沉脉统括：伏牢实弱细诸脉。凡沉者则阳气不出，治当发散使出。

浮脉统括：洪虚散芤革软微诸脉。凡浮者则阳气在外，而里必虚，治当敛镇收藏，使气入于内。

迟脉统括：缓涩结代损败夺息，凡迟者则阳气虚、遏，治当益之使动。

数脉统括：极疾脱促动滑紧。凡数着则阳气欲出、动，治当使静……

当然上述只是一己之愚见，还不知正确与否，要把它准确的运用于临床更不知要花费老师多少心血！

况且患者在疾病过程中并不以一种脉象而表现，是故"上下、左右、来去、至止"贵互比。

按：王医生经过三天学习，基本上能把握岐轩脉法的要领。岐轩脉法不像传统脉诊一样，一开始就以脉象为切入点，而是从"诊法"切入，以"诊法"为根本，为过程；以脉象为枝叶，为结果。准确把握"诊法"则"脉象"自在其中。当然摆脱脉象的束缚会有个过程。古代名医柯琴曾云："自有《脉经》以来，诸家继起，各以脉名取胜，泛而不切，漫无指归。夫在诊法取其约，于脉名取其繁，此仲景所云，驰竞浮华，不固根本者是也。"

二、习岐轩医学之临床体会

（从人体平衡的角度谈疾病的发生及治疗）

自人"岐轩之门"至今快半年了，在这半年的时间里，经过老师的精心指导，自认为对中医学有了较深一步的认识。本人原本是搞西医的，虽在最基层工作了十余年，尽管对中医十分爱好，有时看病也会做做脉诊，但从未按中医的思路做过治疗。这半年来运用中医的思路诊治疾病，体会最深的是：必须确切把握疾病的病理气机，方能有的放矢、药到病除。否则，难以收到很好的疗效。

要准确把握患者的病理气机，首先应清楚正常的人体气机运动，人之元气根基于肾，萌芽于肝，培养于脾，积贮于胸中，则为大气，以斡旋全身，升降出入，行于脉内者为营，行于脉外者为卫。在人体的气机运动过程中，上述任何一个环节发生"障碍"，都会导致疾病的发生，并且人体就是一个整体，各个脏器都是互相联系的，其气机运动更是息息相关的，且人与自然也是互相联系的统一体。《内经》之"四时五脏阴阳"的脏象学说对此做了精辟的论述，在此不复赘叙。现仅就临床上两个病例谈谈个人的体会。

病例1：

某媪，年57岁，双侧乳房胀痛，西医彩超诊断为"乳腺增生"，左侧重于右侧。诊其脉：左侧关沉弱，整体上下欠流通，右寸尺沉，关沉弦。舌质暗，苔白。依此脉证，自断其为"肝气郁滞"，故方以柴胡、香附、连翘、川芎、桂枝、元胡、王不留、山甲珠等，用以疏肝理气，逐瘀止痛。用药 5 剂后，患者自述乳痛大减，然却说自觉纳差，无力、便溏。再诊其脉，虽较前有流通，但却整体无力。至此，愚方悟先人所云"人之元气根基于肾，萌芽于肝，培养于脾"之真切也。其所以病者，源因于正气虚，而内伤于七情所致，而今只顾疏理，却忽略了扶正，故有此后果矣。后在原方基础上，减上述诸药之量，又加黄芪、白术、鸡内金等用以培养脾胃，加白芍、山芋肉、补骨脂等以补益肝肾，再诊时，其脉症均有好转。

病例 2：

何某，女，38 岁，自述下坠，白带多，眠差。诊其脉，左关空，尺沉，右尺弦长，左右二脉整体无力，舌质略暗，苔白厚腻。方以：党参 10g，黄芪 20g，白术 15g，甘草 6g，白芍 20g，山萸肉 10g，苍术 9g，芡实 10g，杜仲 10g，补骨脂 10g，肉桂 6g，制首乌 9g，川芎 6g。用药 3 剂，症状明显好转。此病例之所以显效良好者，是因为比较准确地把握患者的病理气机在于其中气虚陷。而中气之所以虚陷者，源于命门火衰，肝肾不固。故此方中在升举中气的同时，以补骨脂、肉桂以壮命门之火，又以白芍、芋肉、杜仲等以补肝固肾，所以方能收到较好的良好疗效。

由上两病例分析总结：人体之所以能正常的生存于世，全赖于自身气机运动的平衡，以及人与自然界的适应性。如果发生了病理变化，则医者的作用就是帮助患者寻找其失衡点，以医、药的方式去调理它，力求达到其气机运动的全面平衡性，而不能只就病变本身或补或攻，正所谓"上工之取气，乃救其萌芽；下工守其已成，因败其形"（《黄帝内经》），此也正是岐轩医学的宗旨。

附四：胡连军医师脉诊心得

一、我的脉诊立体观

"横看成岭侧成峰，远近高低各不同。"这是古人对庐山美景的形象而生动地描绘。同时它还告诉人们：只有不断地变换角度去认识和思考，才能看清一个事物的全貌。我觉得脉诊也是如此。

脉诊是打开中医大门的金钥匙。如果脉诊关过不了，那就很难登入中医的大雅之堂。所以学好脉诊就成了能否走入中医大门的很关键的一步。

自从我学习了岐轩脉法后，使我对脉诊有了初步的了解和认识。《内经》中云：阴阳者，天地之道也，万物之纲纪，变化之父母，生杀之本始，神明之府也。故治病必求于本。本即阴阳也。也就是说要能治好病，就必须辨别阴阳的盛衰，要辨别阴阳的盛衰，就必须四诊合参，其中脉诊又是中医辨证四诊中的重要的一个环节，在脉诊过程中，在举按之间，准确地认知脉体之阴阳，是准确把握人体阴阳偏盛偏衰的前提。因此，多角度的认知脉的阴阳，是准确把握病机的关键。岐轩脉法中将脉分为三个层次的阴阳（静态空间阴阳分布）：①寸尺分阴阳；②浮沉分阴阳；③内外分阴阳。我们将寸尺这一对阴阳当做横坐标，即 x 轴；浮沉这一对阴阳当做纵坐标，即 y 轴；内外这一对阴阳当做纵深坐标，即 z 轴。（如图所示）

在举按寻之后，我们就可以用上述方法在脑子里勾勒出此图，我们就可以形象地感知脉体的状态，再加上滑涩、迟数、紧柔等脉情，则脉之动、静（阴阳）了然于胸矣。

这是我在学习岐轩脉法后的一点个人体会和心得，不当之处敬

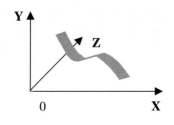

脉诊静态三维立体图

请指正，以期共同提高，共同进步。

二、掌中觅乾坤

古人有云：若能了达阴阳理，天地都来一掌中。这句话原指通达造化神机的高人，只要借助手掌就能推算天地的玄机。其实在推拿按摩中于手法的运用中，也同样显现着在能了达阴阳之理后，将乾坤的奥妙彰显于掌中。这也是我在习学岐轩医学之后的一点体会。

典型病例：某女，64岁。按摩前，脉象整体有浮弦之势，重取无根，自述经常性的头晕，下肢疼痛，且经常卒然倒地，时间有十几年之久。我辨证后分析认为：此为上盛下虚，阴阳不能相交之象，在卦象为天地否，即天在上，地在下，天地之气不能相互交通之故是也。因此我在做手法时，想方设法让患者的"天地相交"。《内经》中云："清阳为天，浊阴为地。地气上为云，天气下为雨。云出天气，雨出地气。"因此我在按摩中，使用"乾坤大挪移"的方法，即让患者俯卧，由上部天推至下部地，使"天气下为雨"，让"阳光普照大地"；又令患者仰卧，由下部地（足三阴经）推至上部天，让"地气上为云"，总之于推拿按摩的手法运用中，时刻注意脉象的细微变化，于手法的升降开合中，时刻准确把握气机的升降出入，以期最终达到阴阳和合、地天泰的效果。

经过一段时间的按摩后，患者自觉腿部比以前有劲了，突然倒地的时候也不多见了，头晕的症状也大为缓解。

由此病例，使我初步体会到了在岐轩脉法指导下的推拿的神奇，

岐轩脉法

更深刻认识到只有了达了阴阳之理，才能将天地万物取象比类，把握阴阳，认知天地自然之理，只有这样，才能于掌中彰显这大千世界的神奇与奥妙。

主要参考文献

黄帝内经. 北京：人民卫生出版社，1982.

秦越人. 难经. 北京：科学技术文献出版社，1996.

李士懋，等. 脉学心悟. 北京：中医古籍出版社，1994.

许进京. 最新实用诊脉法. 北京：中医古籍出版社，2004.

费兆馥，等. 中国脉诊研究. 上海：上海中医学院出版社，1991.

周学霆. 三指禅. 北京：中国中医药出版社，1992.

金伟. 我的脉学探索. 北京：中国中医药出版社，2006.

李中梓. 诊家正眼. 南京：江苏科学技术出版社，1984.

林之瀚. 四诊抉微. 天津：天津科学技术出版社，1996.

柯琴. 伤寒论翼. 湖南：湖南电子音像出版社，1998.

邓铁涛，等. 中医诊断学. 上海：上海科学技术出版社，1984.

黄元御. 黄元御医书十一种. 北京：人民卫生出版社，1990.

张锡纯. 医学衷中参西录. 石家庄：河北科学技术出版社，1985.

罗志昌，等. 脉搏波的工程分析与临床应用. 北京：科学出版社 2006.

曹炳章. 中国医学大成·诊断分册. 上海：上海科学技术出版社，1990.

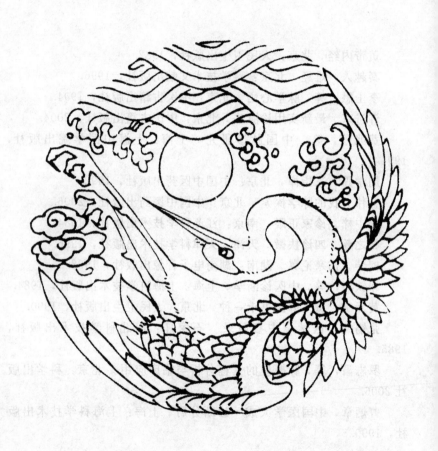